Yvonne Jansen-Schulze
Ayurvedische Babymassage

Yvonne Jansen-Schulze

Ayurvedische Babymassage

- Ganzkörper- und Teilmassagen
- Schritt für Schritt erklärt
- Das Wichtigste über die Fünf Elemente

Kösel

Hinweis
Alle in diesem Buch beschriebenen Massagen werden sanft ausgeführt und sollen Wohlbefinden und Entspannung des Babys fördern. Die Anleitung zur Ayurvedischen Babymassage ersetzt jedoch keine schulmedizinische und/oder komplementärmedizinische Abklärung und keine Therapie. Im Zweifelsfall, bei akuten Schmerzen oder bei bestehender Erkrankung muss für eine korrekte Diagnose und entsprechende Behandlung stets ein Arzt, Therapeut oder eine andere qualifizierte Fachperson aufgesucht werden.

Die Anwendung der Ayurvedischen Babymassage geschieht in eigener Verantwortung. Eine Haftung irgendwelcher Art von Seiten der Autorin, des Verlags oder anderer, die mit dieser Methode arbeiten, wird hiermit ausdrücklich ausgeschlossen.

Copyright © 2007 Kösel-Verlag, München,
in der Verlagsgruppe Random House GmbH
Umschlag: Elisabeth Petersen, München
Umschlagfoto und Fotos im Innenteil: Max Schulze
Illustrationen: Yvonne Jansen-Schulze/Max Schulze
Lektorat: Silke Uhlemann
Satz, Druck und Bindung: Kösel, Krugzell
Printed in Germany
ISBN: 978-3-466-34514-4

www.koesel.de

Gedruckt auf umweltfreundlich hergestelltem Bilderdruckpapier
(säurefrei und chlorfrei gebleicht)

*Für meine Mutter
und für
Lina und Jaimie*

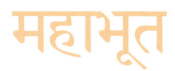

Inhalt

Vorwort (Dr. med. Raj Singla) 9

Einleitung 11
Einführende Gedanken 11
Ayurveda und Yoga 15
Die körperliche Entwicklung 18
Warum gerade Ayurvedische Babymassage? 20
Die innere Haltung während der Massage 22
Die Fünf Elemente und unser Körper 24

Vorbereitung zur Massage 29
Die Öle in der Ayurvedischen Babymassage 29
Den inneren und äußeren Raum für die Massage schaffen 36
Entwicklungsphasen des Kindes 40
Die häufigsten Fragen zur Babymassage 43

mahābhūta – Die Fünf Elemente in der Massage 49
pṛthvī – Das Element Erde 49
jala – Das Element Wasser 55
agni – Das Element Feuer 62
vāyu – Das Element Luft 68
ākāśa – Das Element Äther 77

Massagemenü 79
Nahrung für Körper und Seele 79
Massagegeschichten 82
Baby-Yoga 94

Ganzkörper- und Teilmassagen ... 99

Ayurvedische Babymassage für jeden Tag ... 99
Die Gesichtsmassage ... 103
Die Ganzkörpermassage ... 107
Die Ganzkörpermassage im Überblick ... 120
Die Marma-Punkte in der Ayurvedischen Babymassage ... 127
Agnisara – die Bauchmassage ... 132
Padabhyanga – die ayurvedische Fußmassage ... 137
Das Baby zahnt ... 140

Miteinander wachsen ... 145

Zeit für eine kleine Geschichte ... 145
Weinen – eine Kommunikationsform ... 148
Körperbewusstsein fördern ... 151
Kinder brauchen keine perfekten Eltern ... 154

Ayurveda und die Doshas ... 157

Die drei Doshas *Vata*, *Pitta* und *Kapha* ... 157
Welcher Konstitutionstyp passt zu meinem Baby? ... 161
Massage für *Vata*-, *Pitta*- und *Kapha*-Babys ... 168

Nachwort ... 171

Danksagung ... 173
Über die Autorin ... 175

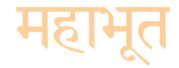

Vorwort

Die uralten Heilsysteme des Ostens und die westliche Wissenschaft können viel voneinander lernen. Natürlich gibt es nicht wenige, die aus westlicher Sicht die Meinung vertreten, die Wissenschaft des Westens sei am höchsten entwickelt und daher alleingültig. Sie übersehen dabei, dass in Indien und China hoch entwickelte, ausgereifte, theoretisch und praktisch formulierte medizinische Systeme bestehen, die sich seit über 3000 Jahren praktisch bewährt haben.

Die heutige westliche Medizin hat sich hingegen erst im Verlauf von einigen hundert Jahren entwickelt. Die ayurvedische Medizin jedoch ist mit Sicherheit eines der ältesten Systeme mit einer gleich bleibenden theoretischen Basis und einer praktischen, klinischen Anwendung. In diesem uralten Schatz heilkundlicher Weisheit sind tiefste Einsichten und bedeutendste Entdeckungen der größten Ärzte und Weisen Indiens eingebracht.

Die Stärke des Ayurveda liegt in seiner breiten, allumfassenden Sicht der dynamischen Wechselbeziehungen zwischen organischen, physiologischen Prozessen und äußeren Faktoren wie Klima und Lebensarbeit des Individuums sowie Ernährung, wobei innere emotionale Zustände ebenfalls in die Betrachtung mit einbezogen werden.

Mit seinen drei Doshas bietet Ayurveda ein vollkommenes Verständnis der Ursachen von Gesundheit. Krankheit wird einfach als der Verlust des Gleichgewichts zwischen der Nervenenergie (*Vata*), der katabolischen Feuerenergie (*Pitta*) und der anabolischen Nährenergie (*Kapha*) angesehen.

Der grundlegende Faktor der westlichen Medizin besteht darin, die Krankheit und nicht den Patienten zu behandeln.

Um die Heilkraft der ayurvedischen Medizin – »energetische Systeme« – in vollem Umfang begreifen zu können, müssen alle physiotherapeutischen Maßnahmen, Nahrungsmittel und Heilpflanzen eingeteilt und im Sinne ihrer energetischen Wirkungen auf die Stoffwechselvorgänge verstanden werden.

Mit diesem Buch ist es Yvonne Jansen-Schulze meiner Ansicht nach gelungen, eine fundierte Einführung in die Thematik zu geben, die sowohl die westliche Heil-Physiotherapie (Babymassage) als auch Heilsysteme umfasst, die im Westen und im Osten vorkommen.

Es war für mich ebenfalls faszinierend festzustellen, dass ihre Methode der Einteilung ein grundlegendes energetisches Verständnis voraussetzt, das in vielen Fällen meinem eigenen Verständnis entspricht. Dieses Buch wird den Menschen aus dem Westen nicht nur einen Zugang zum praktischen Nutzen der ayurvedischen Medizin ermöglichen, sondern letztlich der westlichen Physiotherapiekunde zu größerer Wirksamkeit verhelfen.

Ich möchte allen, die sich für Babymassage interessieren, sei es als Anhänger der westlichen, der traditionellen chinesischen oder ayurvedischen Heilkunde, ein eingehendes Studium dieses Buches empfehlen.

Dr. med. Raj Singla
Arzt für Innere Medizin und Ayurveda
Gründer und Leiter des *Siddartha Ayurveda Zentrums*
in Meckenheim b. Bonn

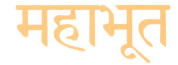

Einleitung

Einführende Gedanken

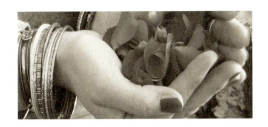

*Wir wachsen nur aus Liebe
zu einem anderen
über uns selbst hinaus.*
Sri Durgamayi Ma

Es gibt keine Schule, in der wir lernen, wie »Elternsein« geht, und schon gar nicht eine Schule, in der wir lernen, wie »Leben« geht. Wo wir erfahren, wie wir glücklich werden, was unsere wahre Natur ist und wie wir zu unserer wahren Natur finden. Die Werte Freiheit, Bewusstseinsentwicklung, Respekt, Achtsamkeit, Mitgefühl und Liebe werden in unseren Schulen nicht unterrichtet. Nichts vermag uns letztlich darauf vorzubereiten, was tatsächlich auf uns zukommt, wenn wir Eltern werden. Wir lernen, Eltern zu sein, indem wir Eltern sind.

Ich erlebte eine besondere Zeit, als ich schwanger war und fühlte, dass nicht nur mein Bauch immer größer wurde, sondern alles in mir sich auszudehnen schien, auch mein Herz. Ich spürte eine unglaubliche Kraft in mir. Ich spürte eine Quelle aller Möglichkeiten. Ich erlebte plötzlich die Welt ganz neu, jeder Grashalm, jedes Blatt schien grüner zu sein als zuvor. Ich glaube, ich wurde mit der Geburt meiner Kinder auch selbst ein Stück mehr in diese Welt geboren. Als ich mein Kind in den Armen hielt, erlebte ich einen intensiven Augenblick, während dem ich fühlte, wir müssen tiefer blicken als nur auf die Erscheinung der Form. Für dieses kleine Wesen wollte ich »ein besserer Mensch« werden.

Ich möchte Sie mit diesem Buch auf eine Chance aufmerksam machen. Die Zeit der Schwangerschaft und die Zeit, die wir mit unseren Kindern verbringen, ist begrenzt, denn unsere Kinder wachsen. Nutzen wir diese kostbare Zeit, um gemeinsam zu wachsen. Lassen wir uns ganz auf unser Baby ein, lassen wir uns entzücken, bewegen, berühren. Vielleicht ist es das Beste, was wir tun können, wenn wir jeden Augenblick so intensiv wie möglich leben. Unsere Kinder konfrontieren uns immer wieder mit neuen Herausforderungen. Herausforderungen, die wir durch Denken allein nicht lösen können, wir brauchen mehr als einen klaren Verstand, um mit Kindern zu leben. Die Erfüllung ihrer emotionalen und physischen Bedürfnisse verlangt von uns so viel Aufmerksamkeit, dass wir völlig präsent sein müssen, wach und gegenwärtig. Sie spiegeln uns die ganze Fülle des Lebens. Für theoretische Erwägungen ist im Umgang mit unseren Kindern meist wenig Zeit, und was hilft uns die beste Theorie, wenn sie nicht in Beziehung zur Praxis steht?

Diese Erfahrung machte ich auch während meiner langjährigen Arbeit als Kurs- und Seminarleiterin. Immer wieder fragten mich junge Mütter nach der Wirkung einzelner Griffe. Um das indische Wissen und die Wirkung der Massagegriffe auch für uns verstehbar zu machen, entwickelte sich schließlich die Zuordnung einzelner Griffe zu den Fünf Elementen. So wurde dieses Buch aufgrund der Nachfrage meiner Kursteilnehmerinnen nach gezielter Literatur zur Ayurvedischen Babymassage auf den Weg gebracht. Ich möchte Ihnen mit diesem Buch ein praktisches Handwerkszeug mit auf den Weg geben. Ein Handwerk, das, wenn wir es beherrschen, zu einer Kunst werden kann, den Weg als Eltern mit mehr Leichtigkeit und Freude zu gehen.

Die Ausübung jeder Kunst erfordert regelmäßige Praxis. Dieses Buch kann Ihnen jedoch die praktische Erfahrung, wie sie die Frauen in meinen Kursen machen, nicht gänzlich ersetzen. Der Besuch eines Kurses in Ayurvedischer Babymassage ist daher eine fruchtbare Ergänzung zur Lektüre dieses Buches.

Kinder gehen gerade in ihren ersten Lebensjahren durch eine Reihe tief greifender Veränderungen hindurch, wir Eltern auch. Jeder Tag ist eine neue Chance zu wachsen. Unsere Kinder sind unsere besten Helfer zur Selbsterziehung. Sehen wir unser Kind als eine zu respektierende Persönlichkeit und behandeln wir es auch so, werden wir seine Sprache verstehen. Die Achtung vor dem, was vom Kind ausgeht, spielt eine wichtige Rolle. Jedes Kind kommt mit ganz eigenen Fähigkeiten, Begabungen und Möglichkeiten zur Welt. Es ist ein Wesen mit einer eigenen Konstitution und mit einem eigenen Temperament. Sobald es geboren ist, beginnt es, mit seinem Körper, seiner Seele und seinem Geist aufzunehmen, was wir ihm geben.

Als meine Kinder noch Babys waren, hat mir die Ayurvedische Babymassage in schwierigen Entwicklungsphasen geholfen, diese Zeit zu meistern. Phasen des Zahnens, Blähungen, Einschlafstörungen usw. konnte ich mit mehr Einfühlungsvermögen begegnen. Die Babymassage hat mir die Sicherheit gegeben, mein Kind von einer Entwicklungsphase zur nächsten bewusster und damit auch kompetenter zu begleiten. Die Einfachheit der Massagegriffe ließ mich die Massagetechnik schnell verinnerlichen und eine ganz individuelle Massage möglich werden. Mit individueller Massage ist gemeint, dass meine Hände manchmal an einer Körperstelle länger verweilten und es meine Hände dort immer wieder hinzog. An einem anderen Tag hingegen war eine ganz andere Körperstelle hungrig nach Berührung. Die Massage half mir, mein Kind mit wacheren Augen zu sehen und mit einfühlsameren Händen zu berühren. Jedes Mal schien die Massage neu und ihre Wirkung eine andere zu sein. Gerade dadurch blieb sie etwas sehr Kostbares, das mir und meinem Kind mit der Zeit sehr vertraut wurde. Wir entwickelten eine sehr individuelle Kommunikation, die uns bis heute begleitet hat.

Ich lernte mit den Jahren, dass Glück wohl eher mit einer positiven Einstellung zu tun hat, mit einer tiefen inneren Lebenshaltung, als mit äußeren Faktoren. Vielleicht brauchen wir gerade als Eltern die positive Einstellung, dass wir Probleme als Herausforderungen und nicht als Hindernisse sehen. Ich bin an den Herausforderungen, die durch meine Kinder auf mich zukamen, gewachsen. Mit Kindern zu leben, ist ein Prozess, der Achtsamkeit verlangt, der es erforderlich macht, dass wir ehrlich zu uns selbst sind, so ehrlich, wie auch das Kind in seinen unmittelbaren Reaktionen. Echte Kommunikation zwischen Mutter und Kind entsteht, wenn wir authentisch sind. Indem wir uns mit all unseren Gefühlen annehmen, so, wie wir sind. Vertrauen kann sich entwickeln, wenn wir unserem Kind und uns selbst respektvoll begegnen, bereit sind, zu fühlen und uns vom Leben berühren zu lassen.

Gefühlte Kommunikation ist die Massage. Wir können niemanden berühren, ohne uns selbst zu berühren. Berührung ist Nahrung und Wachstum, Berührung bedeutet, dem Baby und sich selbst Aufmerksamkeit zu schenken. Die Intuition erwacht. Die Hände sprechen eine Sprache, die das Baby versteht. Das Baby antwortet unmittelbar und unverfälscht, es zeigt seine Gefühle, sein momentanes Empfinden. Es erzählt von sich, was ihm gefällt oder was ihm nicht gefällt. Es kommuniziert durch seinen Körper, seinen Blick und seine Stimme, die spontan

Wohlgefühl oder Unbehagen ausdrücken. Vielleicht sagt es: »Ich bin temperamentvoll, beweglich und hitzig wie Feuer oder spritzig wie Wasser.« Oder es teilt Ihnen mit: »Ich bin ein stiller See, ein Fähnchen im Wind oder stürmisch und unruhig.« Oder es zeigt Ihnen gerade: »Ich bin lieblich wie eine Aue.« Es will Ihnen mitteilen: Nur wenn du mich wirklich anschaust, kann das Samenkorn in mir auf fruchtbare Erde fallen. Das Baby ist bereit, sich Ihnen als seinen Eltern vertrauensvoll hinzugeben. Und Ihre Hände können antworten: Ich bin da, ich bin bereit, dir und mir zu begegnen.

Der Anfang eines lebenslangen Dialogs von Herz zu Herz ist gefunden.

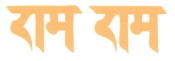

Ayurveda und Yoga

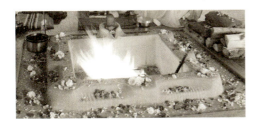

Im Orient und vor allem in Indien gibt es eine lange Massagetradition. Die Inder sahen schon vor mehr als 2500 Jahren die Massage als eines der wichtigsten Heilmittel an. Die altindische Kultur ist auch in unseren Breitengraden nicht unbekannt geblieben, wir kennen die Begriffe *Ayurveda* und *Yoga*. Der Begriff *Ayurveda* stammt aus dem Sanskrit, der Sprache der alten vedischen Hochkultur Indiens, und bedeutet: »Das Wissen vom gesunden Leben«. Das Wort *Yoga* hat den gleichen Ursprung und bedeutet frei übersetzt: »Etwas, das getrennt ist, zusammenzufügen, zu vereinen«. Laut altindischer Texte werden diese beiden Lehren als Schwestern bezeichnet. Somit ist Ayurveda in seiner ganzheitlichen Betrachtungsweise die Lehre einer authentischen Wissenschaft von der Gesunderhaltung des Menschen, die über herkömmliche Heilungsmethoden hinausgeht. Yoga ist eine Methode, den Geist zu entwickeln. Yoga umfasst das Praktizieren von Asanas, Pranayama und Meditation. Körperliche Übung und geistige Entwicklung gehören im Yoga eng zusammen. Es gibt unterschiedliche Yogawege, doch letztlich streben sie alle nach dem höchsten Ziel des menschlichen Geistes. Ayurveda und Yoga sind durch die gemeinsamen philosophischen Grundlagen der vedischen Texte untrennbar miteinander verbunden.

Heute erleben sie eine neue Blütezeit, alte Weisheiten wie Ayurveda und Yoga scheinen zeitlos zu sein wie eine ewige Quelle. Aus ihnen entspringt ein Fluss, der sich immer wieder neu gestaltet. Die Weisheitslehren berühren unseren Ursprung, unsere Natur. Doch die wunderbarste Weisheitslehre kann erst dann erwachen, wenn sie in Verbindung mit unseren täglichen Herausforderungen gelebt wird.

Der großen Einfühlsamkeit von Frédérick Leboyer und seinem wachen Geist haben wir es zu verdanken, dass ein Umdenken in den Bereichen der Geburt möglich wurde. Da er die bislang praktizierten Methoden der Geburt und den Umgang mit dem Neugeborenen in unserer Kultur in Frage stellte, löste er mit seinen Büchern und Vorträgen eine weltweite Bewegung aus, die sich für die sanfte Geburt eines Kindes stark machte. In den Achtzigerjahren des 20. Jahrhunderts entstand sein Buch über die traditionelle Kunst der indischen Babymassage (Frédérick Leboyer, *Sanfte Hände: die traditionelle Kunst der indischen Baby-Massage*, Kösel-Verlag, München).

In den letzten Jahren lässt sich ein stetig wachsender Trend in Richtung Ganzheitsmedizin feststellen. Somit hält heute, 25 Jahre später, das indische Gesundheitssystem Ayurveda seinen Einzug rund um Geburt und Babymassage.

In der Methode der Ayurvedischen Babymassage finden wir eine einfühlsame Unterstützung dafür, dass das Neugeborene vollständig in seinem Körper und in dieser Welt ankommen kann. Das Neugeborene wird schon vom ersten Tag an massiert, die Berührungen der Hände sind dem Baby bald genauso vertraut wie zuvor die Berührungen und der Halt in der Gebärmutter. Zugleich verbindet und stärkt die gemeinsame Zeit des Berührens und des Berührtwerdens die Beziehung zwischen Mutter und Kind. Die Gesunderhaltung des Körpers geschieht durch das Wecken der Lebenskräfte und durch die immerwährende Balance aller Organe, Zellen und Knochen.

Ein weiterer wichtiger Aspekt in der Ayurvedischen Babymassage ist die kompetente Begleitung des Babys von einer Entwicklungsphase zur nächsten. Die Mutter lernt den Körper des Kindes durch die unterschiedlichen Massagegriffe sehr gut kennen, durch die bewusste Wahrnehmung des Babykörpers wird sie die subtilen Botschaften des Kindes verstehen und kann auf natürliche Weise auf seine Bedürfnisse eingehen. Schmerzhafte Blähungen oder die oft sehr anstrengende Zeit der Zahnentwicklungsphase können leichter gemeistert werden.

Ayurveda als ganzheitliches System wird als die älteste Heilkunde der Menschheit bezeichnet. Dass diese Tradition alt ist, sagt jedoch noch nicht viel über ihre Wirkung aus. Im Gegenteil, man könnte sogar davon ausgehen, dass diese Erkenntnisse längst überholt seien. Jedoch lässt uns aufmerksam werden, dass in der Blütezeit des Ayurveda vor etwa 3000 Jahren sowohl im physischen als auch im psychisch-geistigen Bereich über ein Wissen verfügt wurde, das heute die Grundlage jeder medizinischen Ausbildung ist. Man hatte geniale Erkenntnisse darüber, wie der gesamte menschliche Organismus im Ganzen wirkt.

So basiert auch die Anwendung der Babymassage in der traditionellen indischen Medizin auf dieser Wissenschaft vom gesunden Leben, der Erhaltung und der Förderung von Gesundheit. Dieser Präventivgedanke kann gar nicht hoch genug eingeschätzt werden, denn Krankheiten entstehen in der Regel nicht plötzlich, sie kündigen sich leise und subtil an. Wenn wir ein Ungleichgewicht im Körper des Babys früh erkennen, auf feine Abweichungen des Wohlbefindens achten und Disharmonien schnell wahrnehmen und sie wieder ausgleichen, kann langfristig der Entstehung von schweren Krankheiten vorgebeugt werden. Ein früh erkanntes körperliches Ungleichgewicht lässt sich meist schnell und einfach wieder ins Gleichgewicht bringen.

Da das ayurvedische Grundprinzip auf Naturgesetzen beruht, ist es auf alle Völker, Zeiten und Orte anwendbar. Wollen wir den ayurvedischen Gedanken der Gesunderhaltung des Menschen und die Heilmethoden wirklich verstehen, müssen wir anerkennen, dass Körper und Psyche nicht voneinander zu trennen sind.

Den Menschen als Ganzheit zu betrachten, bedeutet aber nicht nur, den Körper als ein untrennbares Ganzes zu begreifen, sondern auch sein ganzes Lebensumfeld zu sehen. Niemals wird die gleiche Krankheit bei einem anderen Menschen mit der gleichen Medizin behandelt, da immer auch die unterschiedlichen Lebensbedingungen, Alter, Körperstruktur und Veranlagung berücksichtigt werden müssen. In der ayurvedischen Heilkunde wird niemals etwas empfohlen, was den Körper schwächen könnte, in der Schulmedizin ist dies nicht auszuschließen, denn ein empfohlenes Medikament weist meist Nebenwirkungen auf.

Der wichtigste Gesichtspunkt ist, dass jeder Mensch, jedes Baby einzigartig ist. Deshalb ist es nicht möglich, ayurvedische Methoden ohne Rücksicht auf die körperliche Konstitution anzuwenden. Deshalb werden auch bei der Babymassage laut ayurvedischem Grundprinzip immer nur die Massagegriffe angewendet, die gerade für dieses Kind besonders gut geeignet und wirkungsvoll sind.

Der Körper des Babys wird bei der Ayurvedischen Babymassage wie mit einer guten Yogapraxis gedehnt, der Wirkung einer Körperübung oder -haltung (*Asanas*) im Yoga durchaus vergleichbar. Die Massagegriffe trainieren den gesamten Bewegungsapparat und stärken die inneren Organe. Die Atmung wird angeregt und vertieft, auch hier wieder mit der Wirkung einer einfachen Atemübung vergleichbar (Atemübungen und -techniken, die im Yoga *Pranayama* genannt werden). Babys erfahren Reizüberflutungen und problematische Entwicklungsprozesse, die Massage hilft ihnen immer wieder, ein neues Gleichgewicht zu erlangen (der Wirkung einer guten Meditationspraxis vergleichbar).

Das tiefe Wissen dieser Lehre und ihre praktische Anwendung wurden bis heute über Jahrhunderte hinweg tradiert. So wurde auch die Ayurvedische Babymassage von Generation zu Generation durch die Mütter an ihre Töchter weitergegeben.

Die körperliche Entwicklung

So wie in allen ganzheitlich ausgerichteten Gesundheitssystemen geht man auch im Ayurveda davon aus, dass jeder materiellen, körperlichen Manifestation eine nichtkörperliche, geistige Information zugrundeliegt.

Betrachten wir unseren Körper ganzheitlich, bedeutet dies, dass unsere Gefühle und Gedanken durch Übertragungsstoffe, auch Neurotransmitter genannt, an alle Körperzellen und Organe weitergeleitet werden. So wie die Neurotransmitter biochemisch Informationen von einer Nervenzelle zur anderen an den Synapsen weitergeben, übertragen sie auch unsere Gefühle und Gedanken jeden Augenblick im Bruchteil einer Sekunde durch Blitzübertragungen zu unseren Organen und Geweben.

Jede Zelle unseres Körpers, unsere Blutzellen, unsere Herzmuskelzellen, jede Organzelle bekommt die Information unserer momentanen Befindlichkeit. Werden sie über längere Zeit einer anhaltenden Flut von bestimmten Impulsen, zum Beispiel negativen, destruktiven Gedanken ausgesetzt, so hat dies eine Wirkung auf unsere Zellen, die sich in Form einer Schwächung äußert. Das Gewebe prägt sich gemäß der ihm vermittelten Information aus.

So bedeutet Wachsen viel mehr als das fortwährende Absterben körperlicher Zellen, die durch neue ersetzt werden. Die ständige Erneuerung unserer Zellen, wie die der Haut, der Schleimhäute und der Muskeln und Knochen, verändert unseren Körper. Der Körper strukturiert sich im beständigen Wechsel neu. Das, was uns vielleicht bei einem ausgewachsenen Menschen statisch erscheint, ist vielmehr ein beständiger Fluss von Energie, ein ständiger Informationsaustausch.

Die physische Prägung eines Menschen wird laut ayurvedischer Gesundheitslehre durch die Kräfte vieler Faktoren bestimmt. Hierzu zählt ganz wesentlich unsere DNS. Dieser Bauplan, den wir als Anlage in Form der Erbsubstanz mitbringen und der im Kernraum der Zelle zu finden ist, enthält den genetischen Informationsgehalt, die so genannten Baupläne für die Proteine oder Moleküle, welche bei der Regulation des Stoffwechsels einer Zelle beteiligt sind. Was jedoch unsere DNS so intelligent macht, ist ein Bewusstsein, das jenseits all dieser materiellen Struktur existiert. Dieses Bewusstsein prägt den Bauplan jeder Körperzelle und bewirkt den Aufbau unseres Körpers von einem nichtmateriellen Bereich aus. Unser Bewusstsein nimmt Einfluss auf die Gestaltung dieses geistigen Bauplanes, der die körperliche Form erschafft. So können wir vielleicht erahnen, welche Kräfte im Wachstumsprozess bei einem Neugeborenen wirken. Der Körper ist noch nicht vollständig ausgebildet, wenn er geboren wird. Die Organbildung ist noch nicht abgeschlossen.

Im Ayurveda geht man davon aus, dass unser Körper permanent Eindrücken ausgesetzt ist und dass er sich als ganzheitlicher Organismus immer wieder durch die ständige Anpassung an neue Umstände in ein neues Gleichgewicht bringen muss, um sich gesund zu erhalten.

Besonders prägend sind die Erfahrungen in der frühen Kindheit. Säuglinge und Kleinkinder sind überaus empfänglich für alle Sinneseindrücke, die ihren Körper über Berührung, Sprache, Gerüche, Geschmack und visuelle Eindrücke erreichen. Über diese Sinne erfahren sie angenehme oder unangenehme Gefühle. Seit Generationen dient die Ayurvedische Babymassage der Unterstützung und Begleitung des Kindes in seinem fortwährenden Wachstumsprozess.

Warum gerade Ayurvedische Babymassage?

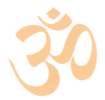

Die Fünf Elemente bilden eine wichtige Grundlage in der ayurvedischen Heilkunde. Daher wird auch in der Ayurvedischen Babymassage jeder Massagegriff einem Element zugeordnet. Äther, Luft, Feuer, Wasser und Erde werden in den Massagegriffen transparent gemacht, und ihre Wirkung wird erklärt.

Die Zuordnung zu den Fünf Elementen kann für uns intellektuell geprägte Menschen aus dem Westen eine Hilfe darstellen, um zu verstehen, wie die einzelnen Griffe wirken und in welchem Zusammenhang sie stehen. Mehr dazu später (»Die Fünf Elemente in der Massage«, siehe S. 49 ff.).

Die Massage ist unkompliziert und logisch in der Anwendung. Die Ayurvedische Babymassage wirkt nicht nur auf den Bewegungsapparat des Babys, sondern schließt auch die gesunde Entwicklung aller Gewebe und Organe mit ein. Darüber hinaus hilft sie dem Organismus, immer wieder ins Gleichgewicht zu kommen. Über die Ayurvedische Babymassage lernen Sie, den Körper Ihres Kindes sehr genau wahrzunehmen, sodass Sie jede feine Veränderung erkennen und darauf reagieren können, denn in der Regel kommen Kinderkrankheiten nicht von einem Moment zum anderen, sie kündigen sich leise an. Ayurveda schult unser Bewusstsein, dadurch können wir sicher und kompetent das Baby von einer Entwicklungsphase zur nächsten begleiten.

Um die Bedürfnisse eines Säuglings zu erkennen und um seine Sprache zu verstehen, die auch in Form subtiler Botschaften zum Ausdruck kommt, ist es wesentlich, dass wir unsere Sensibilität schulen und mit seinem Körper und seiner Seele kommunizieren lernen.

Ein weiterer wichtiger Aspekt in der Ayurvedischen Babymassage ist der, dass sich während der Massage über die Entspannung von Muskeln und Gewebe Emotionen lösen können, die das Baby durch Weinen zum Ausdruck bringt. Hier ist es wichtig zu erkennen, dass dieses Weinen für das Baby notwendig ist, um sich von der Anspannung und dem damit verbundenen Gefühl zu befreien. Jede schöne wie auch jede unangenehme Erfahrung bleibt in unseren Körperzellen gespeichert. Unterschiedliche Massagegriffe können Muskelverspannungen und blockierte Energien lösen, sodass die im Gewebe gespeicherten Emotionen möglicherweise noch einmal aufsteigen und sich durch Weinen, einen emotionalen Ausdruck, entladen. Manchmal geschieht diese Entladung auch über das vegetative Nervensystem, das Baby wird dann gähnen oder vermehrten Speichel bilden. Über diese tiefe Muskelentspannung kann durchaus ein Geburtstrauma aufgelöst werden.

Ayurveda befasst sich vor allem mit der Erhaltung von Gesundheit, Wohlbefinden und Lebensfreude. Ein wichtiger Teil der ayurvedischen Heilmethode besteht aus Massagen, die im Körper Selbstheilungskräfte anregen und Linderung von Schmerzen und Beschwerden schaffen.

Die innere Haltung während der Massage

Solange das Kind nicht über den inneren Halt wie wir Erwachsenen verfügt, muss es durch äußeren Halt geschützt werden. Halt erreichen wir durch Gleichgewicht, das durch Wachsen erschüttert werden kann. Wachsen bedeutet, dass das Kind eine Entwicklungsphase nach der anderen durchlebt. Entwicklungsphasen, die vielleicht manchmal mit einem heftigen Durcheinanderrütteln der Gefühle und auch nicht selten mit körperlichen Schmerzen einhergehen, zum Beispiel beim Zahnen. Die verschiedenen, lebensnotwendigen Entwicklungsphasen und Wachstumsschübe bringen das Kind immer wieder aus dem Gleichgewicht. Als Eltern stehen wir dem vielleicht manchmal hilflos gegenüber. Wie können wir dem Baby täglich helfen, wieder ins Gleichgewicht zu kommen, vor allem, wenn die Signale nicht so eindeutig sind? Wie können wir den inneren Halt herstellen, der noch nicht vorhanden ist oder vielleicht gerade erst erworben wurde und nun wieder verloren scheint?

Wir geben unserem Kind Halt, indem wir es (fest)halten. Wir nehmen es in den Arm, wir wiegen und schaukeln es oder streicheln und berühren es, legen vielleicht die Hand auf seinen kleinen Bauch. Intuitiv wissen wir nämlich, was unser Baby braucht. Alle Eltern können in Kontakt kommen mit ihrer Intuition, ihrer »inneren Weisheit«. Oft ist eine Reaktion, die tief aus dem Bauch kommt, eine unbewusste, intuitive. Wenn wir unserer Intuition vertrauen, erfüllen wir die tiefen Bedürfnisse unseres Kindes.

In meiner jahrzehntelangen Arbeit mit Müttern und Babys habe ich immer wieder das Verhalten von Mutter und Kind beobachten können. Die innere Haltung einer Mutter, die Körperkontakt mit ihrem Kind hat, ist in der Massage das bestimmende Element. Bei der Babymassage erlernen Sie zunächst eine Technik, um sie, sobald Sie diese verinnerlicht haben, wieder zu vergessen. Denn nicht die Technik eines Massagegriffes, sondern Ihre innere Bereitschaft, Ihr Herz zu öffnen, bestimmt die Wirkung, die Qualität der Massage. Mit anderen Worten: Sie müssen bei der Sache sein, wenn Sie Ihr Kind massieren.

Wenn Sie als Mutter präsent sind, können die wunderbaren, uralten und heilenden Massagekünste die gesunde geistige, körperliche und seelische Entwicklung Ihres Kindes unterstützen. Über diese innere Bereitschaft der Mutter (das

Kind hat diese Bereitschaft und die Offenheit dem Leben gegenüber ja noch ganz ungetrübt) kann die Entwicklung der Beziehung zwischen Mutter und Kind zu einem tiefen Verständnis füreinander führen. Nun können Vertrauen und Liebe erwachen.

Ihre Intuition wird mithilfe der Elemente erwachen, und Sie werden die Möglichkeit haben, die einzelnen Massagegriffe ganz bewusst und gezielt einzusetzen. Ihre Anwendung ist einfach und logisch. Die Elemente wirken in Beziehung zueinander, daher werden in der Ayurvedischen Babymassage immer alle Elemente berücksichtigt. Indem Sie die Elemente auf verschiedene Weise miteinander kombinieren, können Sie eine ganz individuelle Massagetechnik entwickeln, um ganz auf die momentanen Bedürfnisse Ihres Kindes einzugehen. Dann kann eine lösende, entspannende Wirkung entstehen. Beispielsweise braucht Ihr Baby, wenn es zu viel Feuer hat, den Ausgleich über die Elemente Wasser und Erde. Um das Feuer anzuregen, braucht es das Element Luft.

Die Fünf Elemente und unser Körper

Das vorliegende Buch möchte Ihnen einen Weg zu einem neuen und doch sehr alten Verständnis von Massage weisen. Die Kraft der Fünf Elemente Äther, Luft, Feuer, Wasser und Erde bildet hierfür den natürlichen Bezugsrahmen. (Siehe auch Grafik S. 27) Wie in der Natur alles miteinander verbunden ist, so ist auch im Menschen als einem Teil von ihr alles miteinander verbunden. Dieser Zusammenhang gründet sich auf den Fluss der Lebensenergie. Wir sind gesund und fühlen uns gut, wenn unsere Lebensenergie überall in uns ungehindert fließen kann.

Mit der Ayurvedischen Babymassage werden wir den Menschen in seiner Ganzheit verstehen. So wie die Natur um uns herum ihren natürlichen Wandel durchläuft, so folgen wir demselben Muster. Wir erleben die Elemente nicht nur außerhalb von uns, sondern sie wirken auch in uns selbst. Jedes Element ist zu jeder Zeit gegenwärtig und lebensnotwendig als Teil der Natur. So begegnen wir dem Element Wasser nicht nur in Flüssen, Seen und Ozeanen, sondern auch in uns selbst. Dazu gehören die Flüsse und Nebenflüsse des Blutes, unser Blutkreislauf. Das Lymphsystem ist ein Wassernetz im Körper. Außerdem Harnflüssigkeit, Speichel, Tränen, sexuelle Sekretionen, durch Schwitzen erzeugte Flüssigkeit und natürlich die Milchbildung. So ist das Element Wasser ein Grundbestandteil unseres Körpers. Es fließt und plätschert und strömt in uns. Wenn dieser Fluss unterbrochen wird, werden wir krank oder fühlen uns matt, ideenlos, ausgebrannt.

Dabei kann in uns ein richtiges Feuer brennen! Das Element Feuer brennt in uns wie das Feuer in der Natur. Es verbrennt, löst auf, verändert Formen. Das Feuer arbeitet in unserem Verdauungssystem. Es verbrennt die Nahrung und verwandelt sie. Die Flamme einer Kerze oder ein Lagerfeuer können wir anschauen, hier zeigt sich das Feuer in Form von Licht, Hitze und Farbe. Die Hitzeenergie des Körpers, die sich als Stoffwechsel manifestiert, ist in dieser Weise nicht sichtbar. Dem Feuer in unserem Körper verdanken wir die Erhaltung unserer Körperwärme. Durch unser inneres Feuer können unsere Augen glänzen, unsere Haut kann rosig oder gut durchblutet sein. Auch Intelligenz, Verstand, Mut, Konzentration und Freude werden diesem Element zugeordnet.

»Ich brauche dich wie die Luft zum Atmen.« Dieser Satz veranschaulicht eine einfache Wahrheit: Luft und Atem werden gleichgesetzt mit Leben. Das Element Luft steht daher an erster Stelle für die Regelung des Atems. Luft füllt und verlässt unseren Körper, der Atem drückt am schnellsten und genauesten unsere Emotionen aus. Wir atmen langsam und gleichmäßig in Ruhephasen, wir halten vor Schreck die Luft an, und unser Atem wird kurz und schnell bei Aufregung. Das Element Luft wird dem Wind zugeordnet und damit dem Prinzip der Bewegung. Darüber hinaus wird die Vorstellung von diesem Element in unserem Körper mit jeder Körperbewegung in Verbindung gebracht, der Bewegung des Lidschlages, der Muskeln und Gewebe, der Herzschläge und allen Ausdehnungen und Zusammenziehungen. Bewegungen der Zellmembrane und Bewegungen der einzelnen Impulse in den Nervenzellen.

Wie wir die Erde im Rhythmus der Jahreszeiten erleben, so drückt sie sich auch in uns aus: als Quelle der Lebenskraft, die uns reifen lässt. Bei allen rhythmischen Abläufen, wie etwa der Menstruation, dem Schlafen und dem Herzschlag, sind wir in Kontakt mit dem Element Erde. In unserem Körper begegnen wir ihm in den Teilen, die besonders groß, bewegungslos, fest, schwer, rau und hart sind. Dies sind die Nägel, Knochen, Zähne, Muskeln, Haut, Haare und die Sehnen. Die Erde hält die Elemente im Körper fest zusammen, und sie bildet das Material für die körperliche Struktur.

Was können wir uns unter dem Element Äther vorstellen? Äther ist das Element, das wir wohl am wenigsten in der Natur erleben können. Es ist nicht sichtbar und es scheint nichts Lebensspendendes oder Nährendes für die menschliche Natur aufweisen zu können. Doch wird der Äther als Ursprung aller anderen Materieformen beschrieben. Der ayurvedischen Lehre zufolge hat der Äther folgende Eigenschaften: Er ist durchdringend, leicht, weich, glatt und durchscheinend. Er ist Raum, und ohne Raum existiert nichts. Stellen wir uns also den Äther im menschlichen Körper als Raum vor, als eine unglaubliche Weite, so vermittelt uns das ein erstes Gefühl vom Wesen des Äthers. Das Hauptmerkmal des Äthers ist das Fehlen jeden Widerstandes. Der Äther ist das Medium, durch das der Schall übertragen wird. Geräusche aus der äußeren Welt werden durch den Raum zu unseren Ohren getragen. Daher ist der Äther der Funktion des Hörens zugeordnet. Der Raum ist insbesondere der Ursprung von Klang. Der Äther ist die Substanz der tiefen Kommunikation mit uns selbst und der Außenwelt.

Der menschliche Körper besteht also aus denselben Materieformen wie das äußere Universum aus den fünf grundlegenden Elementen Äther, Luft, Feuer, Wasser und Erde. Es ist wichtig zu erkennen, dass ein ausgewogenes Gleichgewicht der Elemente für die Gesunderhaltung des menschlichen Körpers genauso unabdingbar ist wie für eine gesunde Umwelt. Kommen die Kräfte der Natur aus dem Gleichgewicht, ist die Folge ein Zuviel oder ein Zuwenig einzelner Elemente. Dies hat in der Natur die Wirkung von Zerstörung und im Menschen die Auswirkung von Krankheit.

Ein Beispiel für ein Ungleichgewicht ist ein Übermaß an Wärme oder Kälte. Wärme ist eine wichtige Voraussetzung für Leben, doch wenn sie außer Kontrolle gerät, kann sie zum Beispiel in Form eines unkontrollierbaren Waldbrandes ausbrechen. Steigt die Körpertemperatur eines Menschen auch nur um wenige Grade über Normaltemperatur an, kann dies lebensbedrohlich werden. Sinkt die Körpertemperatur zu tief ab, ist dies ebenfalls lebensbedrohlich.

Luft kann in Form eines zerstörerischen Sturmes auftreten und schlimme Verwüstungen anrichten. Ist das Element Luft im menschlichen Körper im Ungleichgewicht, kann sich das in Atemnot äußern oder in jeglicher Form von Bewegungslosigkeit.

Ein Wassermangel kann in der Natur zu einer schrecklichen Dürre führen, ein Ungleichgewicht des Elementes Wasser kann sich aber auch in Überschwemmungen zeigen. Eine Störung der Wassernetze im Körper äußert sich zum Beispiel im Blutkreislauf oder in unserem Lymphsystem. Ein zu hoher Anteil an Wasser im Körper kann das Blut so sehr verdünnen, dass es seine Funktionen nicht mehr erfüllen kann. Ein zu niedriger Anteil führt zum Beispiel zu Nierenschäden und lässt den Körper austrocknen.

Hier vermittelt uns Ayurveda, die alte indische Medizin- und Gesundheitslehre, mit ihrem starken Bezug auf die Elemente, wie wir unser inneres Gleichgewicht bewahren und ein gesundes, erfülltes Leben führen können.

Der Kreis der Fünf Elemente*

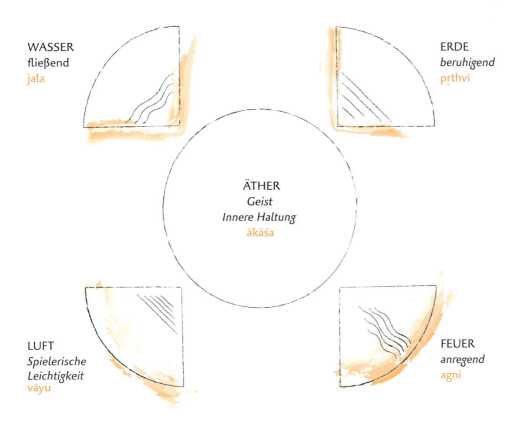

* Die Schreibweise der Sanskrit-Namen wurde in dieser Grafik sowie in den Überschriften der Hauptkapitel dieses Buches originalgetreu wiedergegeben.
 Im folgenden Textverlauf erscheinen diese Bezeichnungen aus Gründen der Lesbarkeit jedoch ohne Sonderzeichen.

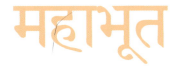

Vorbereitung zur Massage

Einfachheit, Wahrheit, Liebe
Sri Mahadeva Babaji

Die Öle in der Ayurvedischen Babymassage

Eine Vielfalt von Ölen wird im Ayurveda zur Massage verwendet. Für die Babymassage werden hauptsächlich Basisöle benutzt. Die Wahl des richtigen Öles ist von besonderer Wichtigkeit, da die Wirkstoffe über die Haut in den Organismus aufgenommen werden. Ähnlich wie die Babynahrung werden auch die Öle »verdaut«. Verwenden Sie daher ausschließlich kalt gepresste Öle aus kontrolliert biologischem Anbau, um die nährende Wirkung der Massage sicherzustellen.

Die Öle können harmonisierend auf den kleinen Körper wirken und bestimmte Beschwerden lindern und sie können den Körper erwärmen oder abkühlen. Gewebe und Muskeln werden durch das richtig ausgewählte Öl entspannt, genährt und gesättigt. Die Öle können je nach Bedarf für die Massage des ganzen Körpers verwendet oder nur auf bestimmte Körperteile und Vitalpunkte aufgetragen werden. Die Vitalpunktmassage wird durch Öle und Kräuter ergänzt, da diese unmittelbar auf bestimmte Organe, Gewebe und Körperfunktionen einwirken. Indem Sie die Öle mit der Massagetechnik kombinieren, können Sie eine tiefe Wirkung erzielen.

Neben den Basisölen können auch ayurvedische Ölmischungen, so genannte Tailas, verwendet werden. Dazu werden Basisöle mit verschiedenen Kräutern gemischt. Die Tailas werden in der Ayurvedischen Babymassage gezielt therapeutisch eingesetzt. Ich empfehle, Tailas bis auf wenige Ausnahmen nur in Absprache mit einem ayurvedischen Arzt in der Babymassage zu verwenden, da die angegebenen Mengen für die Mischung genau zu beachten sind und individuell auf das Kind abgestimmt werden müssen. Manchmal haben Tailas einen sehr bitteren und unangenehmen Geruch und können die sehr empfindsamen Sinne des Kindes in ein Ungleichgewicht bringen. Der ayurvedische Arzt wird dies genau beachten und ausgleichen, da anders als in der Schulmedizin im Ayurveda der Körper niemals mit einer Nebenwirkung geschwächt wird.

Auch das Beimischen ätherischer Öle unter die Basisöle sollte in den ersten sechs Monaten vermieden werden. Auf diese Weise besteht auch keine Gefahr, sollte das Baby doch einmal Öl an den Fingern haben und diese in den Mund stecken. Erwärmen Sie das Öl im Wasserbad, bis es handwarm ist. Verzichten Sie unter allen Umständen auf den Gebrauch der Mikrowelle, da die Molekülstruktur der Öle hierdurch negativ beeinflusst würde. Achten Sie darauf, dass das Öl niemals kocht und kein zweites Mal erwärmt wird.

Basisöle

Sesamöl

In Indien ist es das meistverwendete und wichtigste Basisöl. Es ist süß, geschmeidig und wärmt. Es wird vor allem bei einer *Vata*-Konstitution empfohlen. (Die Begriffe *Vata*, *Pitta* und *Kapha* werden von mir in dem Kapitel »Ayurveda und die Doshas« auf S. 157 ff. noch genau erläutert.)

Sesamöl ist reich an Mineralien wie Magnesium, Kalzium und Spurenelementen. Durch seine wärmende Wirkung werden alle Stoffwechselprozesse angeregt. Sesamöl hat einen natürlichen UV-Schutz, es hält 30 % der Sonnenstrahlung zurück. Sesamöl wirkt beruhigend und wird gerne bei Neugeborenen verwendet.

Mandelöl

Dieses Öl eignet sich besonders gut für Babys und alte Menschen, sagt man in Indien. Es nährt die Haut, lindert Muskelschmerzen und Verspannungen. Es ist süß und hat eine wärmende Wirkung auf den Körper. Es reduziert *Pitta* und *Vata* und erhöht *Kapha*. Es wird besonders gut von der Haut aufgenommen und ist geruchsneutral.

Kokosöl

Kokosöl eignet sich besonders im Sommer. Es ist relativ leicht und kühl, süß und geschmeidig. Kokosöl hat eine antiseptische Wirkung und hilft gegen Entzündungen und gerötete Haut. Es reduziert *Pitta* und *Vata*, es erhöht *Kapha*.

Kokosöl ist für Kinder unter neun Monaten nicht geeignet.

Sonnenblumenöl

Im Sommer empfehlenswert. Es ist süß, kühl, geschmeidig, leicht und kräftigend. Es ist goldgelb und hat ein leichtes, angenehmes Aroma. Es ist reich an Mineralstoffen und Vitaminen. Seine heilende Wirkung wird im Ayurveda zur Stärkung der Lungen eingesetzt. Es fördert die Durchblutung und hilft bei Wachstums- und Gelenkschmerz. Es kühlt *Pitta* und wird gerne zur Harmonisierung aller drei Doshas (mehr dazu S. 157 ff.) verwendet. Sonnenblumenöl wird erst für Babys ab dem sechsten Monat empfohlen.

Weizenkeimöl

Weizenöl ist süß, nahrhaft, stärkend, sättigend und wird gut von der Haut aufgenommen. Es wird nicht nur in Indien als »König der Getreide« gerühmt. Alle ayurvedischen Texte betonen gleichermaßen den hohen Nährwert von Weizen für den Körper. Es wirkt zellerneuernd, hilft bei Schwäche und Ermüdung und bei anstrengenden Entwicklungsphasen, außerdem unterstützt es die Drüsenfunktion. Das Öl wird aus den Keimen des Weizens gewonnen. Es ist ein goldgelbes, dickflüssiges Öl, das stark nach Weizen duftet. Es dient als lebensförderndes Öl für alle drei Doshas.

Senföl

In Indien verwendet man dieses kräftige, scharfe Öl auch für die Babymassage. Es hilft dem Baby, Körperbewusstsein zu entwickeln. (In Indien sagt man: Die Seele muss sich im Körper gemütlich einrichten, das schafft sie nur, wenn sie spürt, dass ein Körper da ist.)

Es vermindert *Kapha* und *Vata* und erhöht *Pitta*.

Senföl dient als Schutz vor Insekten und Pilzerkrankungen. Es ist scharf, leicht und erhitzt. Das Öl wird aus dem Samenkorn des schwarzen Senfs gewonnen. Senföl wird in Indien bevorzugt, da es ein einheimisches Öl ist, es ist preisgünstig, vielfältig einsetzbar und naturbelassen. In unseren Breitengraden verzichtet man in der Babymassage auf dieses scharfe Öl.

Jojobaöl
Jojobaöl ist dünn, hell, fest und wirkt kühlend. Es ist lange haltbar und das einzige Öl, das niemals ranzig wird. Es wird aus der Nuss des Jojobabaumes gewonnen und besteht aus einer Art flüssigem Wachs. Das Öl ist hellgelb und riecht fruchtig. Es zieht sehr schnell in die Haut ein. Es enthält Vitamin A und E, es fördert die natürlichen Hautfunktionen und die Zellerneuerung. Jojobaöl hat eine pflegende und schützende Wirkung. Es ist ideal als Massage- und Badeöl auch für Babys. Achten Sie darauf, dass Sie 100 % naturreines und vor allem kalt gepresstes Öl bekommen. Jojobaöl hat eine bakterienhemmende Wirkung und hilft bei Ekzemen und Schuppenflechte. Es wirkt ausgleichend auf alle drei Doshas.

Olivenöl
Olivenöl hat schwere, kühle und kräftigende Eigenschaften. Es hat eine grüne Farbe und einen intensiven, herb-fruchtigen Geschmack. In Asien nennt man dieses Öl auch »flüssiges Gold«. Es ist bei schuppiger, trockener Haut hervorragend geeignet und wird vor allem in der Babypflege zur Behandlung von Milchschorf eingesetzt. Es enthält Substanzen, die eine sehr ausgleichende Wirkung auf den Körper haben. Es nährt die Haut, zieht aber sehr langsam ein. Olivenöl ist gut für die *Pitta-* und *Vata-*Konstitution, es erhöht *Kapha*.

Rasayanas

Neben den Ölen gibt es die so genannten *Rasayanas* (Rasayanas sind Nahrungsmittel, die der Förderung der Gesundheit und der Bewahrung des inneren Gleichgewichts dienen), zu denen auch Ghee, Honig und Milch gehören. Hier ist es wichtig zu wissen, dass die Wirkung einer Substanz stark davon abhängig ist, wie man sie verwendet. Durch die Wahl verschiedener Inhaltsstoffe in einem Präparat kann verhindert werden, dass bestimmte Doshas aus dem Gleichgewicht geraten, andere können reguliert werden. Öle und Rasayanas sind in der ayurvedischen Medizin von großer Bedeutung, weil sie die Fähigkeit besitzen, zu nähren und die Organfunktion zu beeinflussen, auch wenn sie – wie in der Babypflege – nur äußerlich angewendet werden.

Honig

Im Sanskrit heißt Honig »Madhu«. Honig ist süß und wirkt erhitzend. Er reguliert *Vata* und *Kapha*. Honig wirkt schleimlösend. Er beruhigt und entspannt, lindert Asthma und stärkt die Willenskraft. Honig gilt als Trägersubstanz, da er die Wirkung von medizinischen Mitteln verstärkt. Honig hat vor allem eine bakterienhemmende Wirkung. Honig sollte immer kalt geschleudert sein und darf nicht erhitzt werden, sondern nur erwärmt.

Honig hat verschiedene Konsistenzen von flüssig über cremig bis fest. Honig kann hellbeige, gelb, braun oder orange sein.

In der Baby- und Kindermassage benutzt man den Honig wegen seines angenehmen, ausgleichenden Duftes. Honigduft vermittelt Wärme und Geborgenheit. Honig sollte erst ab dem sechsten Monat bei der Massage verwendet werden, er ist auch als Badeöl sehr gut geeignet. Vor der Massage wird er immer erwärmt und mit einem Basisöl gemischt.

Ghee

Ghee heißt im Sanskrit »Ghrita«, aber man kennt es auch unter dem Namen »Samna« aus der indischen Sprache. Ghee ist ein tierisches Produkt aus reinem Butterschmalz. Es ist süß und wirkt kühlend. Es hat eine stärkende Wirkung auf den gesamten Organismus. Ghee beruhigt *Vata* und *Pitta*, es erhöht ein wenig *Kapha*. Sein starkes, süßes Aroma entsteht durch das Klären der Butter, bei dem die Eiweißbestandteile abgeschöpft werden. In Indien aromatisiert man Ghee oft mit Kreuzkümmelsamen, um es bei starken Blähungen in den ersten drei Lebensmonaten des Babys für eine Bauchmassage zu nutzen.

Was Sie noch wissen sollten

Wie schon erwähnt, sind die Tailas, die Öl-Kräutermischungen, nur mit äußerster Achtsamkeit anzuwenden. Vor allem die ätherischen Öle sollten sehr sparsam verwendet werden. Da sie die Essenz der Pflanze sind, ist ihr Geruch intensiver. Der Geruchssinn eines Neugeborenen ist sehr ausgeprägt und sollte nicht irritiert werden.

Überhaupt sollten die in diesem Buch empfohlenen Mittel nur bei der aufgeführten Problematik und nur lokal angewendet werden.

Zweifellos sind die Düfte, die man mit Müttern und Babys verbindet, Rose und Honig. Im Ayurveda beschreibt man genau diese beiden Öle als die, die Babys in den ersten Wochen als wohltuend empfinden, und die keinerlei Irritation hervorrufen.

Bei Blähungen hat sich die so genannte Vier-Winde-Ölmischung bewährt, die sich aus Anis, Fenchel, Koriander und Kümmel in Mandelöl zusammensetzt. Mehr dazu in dem Kapitel »Agnisara – die Bauchmassage«, S. 133 ff. Die Vier-Winde-Ölmischung ist auch als Vorbeugung oder als warme Ölkompresse anzuwenden.

Bei akuten Zahnungsbeschwerden während der Zahnphase können Sie ein Zahnungsöl, das sich aus Nelke und Kamille auf Jojobaölbasis zusammensetzt, anwenden. (Achtung: nur äußerlich!)

Sollte Ihr Baby wund sein, lassen Sie es so oft und so lange wie möglich an einem warmen Ort nackt strampeln, ohne dass es sich dabei unterkühlt. Frische Luft und zusätzlicher Sonneneinfluss sind bewährte Mittel, den Heilungsprozess der Haut zu unterstützen.

Wundheilöl lässt sich aus Schafgarbe, Kamille, Rose und Geranie auf der Basis von Mandelöl herstellen.

Muttermilchbehandlungen sind zu empfehlen bei Beschwerden wie verstopfter und wunder Nase, Wundsein im Windelbereich und zur Nabelpflege.

Was Sie für sich nach der Geburt tun können

Eine besondere Massage nach der Geburt kann Sie kraftvoll dabei unterstützen, Ihr inneres und äußeres Gleichgewicht wiederherzustellen. Insbesondere eine Rückenmassage hilft, Anspannungen zu lösen. In den letzten Monaten der Schwangerschaft wird der Rücken durch das zunehmende Körpergewicht sehr belastet. Immer wieder muss der Körper sich neu ausbalancieren, sodass es zu Fehlhaltungen im Rückenbereich kommen kann. Eine ayurvedische Rückenmassage kann mit verschiedenen Massagetechniken und dem passenden Öl Spannungen lösen.

Eine Bauchmassage hilft bei der Rückbildung des Uterus und unterstützt das Bindegewebe, sich zu festigen.

Die Fußmassage, »Padabhyanga« genannt, stellt eine der wirkungsvollsten Massagen dar. Sie kann ebenso wie die Kopfmassage eine Ganzkörpermassage ersetzen, denn an den Fußsohlen befinden sich Vitalpunkte, welche alle Körperbereiche ansprechen.

Eine Kopfmassage unterstützt die Lockerung des Nackens, sie entspannt den Geist und lindert so Stauungen im physischen und psychischen Bereich.

Für alle Dosha-Konstitutionen geeignet ist folgende Ölmischung für die Massage nach der Geburt: Mandelöl, Rosenöl, Jasminöl, Muskatellersalbeiöl und Zypresse.

Das ätherische Öl der Rose unterstützt alle Lebenssituationen, die mit Weiblichkeit, Emotion und Herz in Verbindung zu bringen sind.

Jasminöl hilft hervorragend, das hormonelle Gleichgewicht nach der Geburt wiederherzustellen. Außerdem hat es eine unterstützende Wirkung, wenn es darum geht, sich zu entspannen.

Das Muskatellersalbeiöl hilft Ihnen, die neuen Aufgaben anzunehmen und all das Neue, das auf Sie zukommt, zu bewältigen, es hilft Ihnen, die eigenen Grenzen zu überwinden. Mit diesem Öl wird der Mutter das Vertrauen in ihre Stärke vermittelt.

Schafgarbe hat einen hohen Anteil an Azulen und ist dadurch bekannt als Wundheilmittel, es wirkt blutstillend. Außerdem sagt man über die Schafgarbe, dass sie im seelischen Bereich die Frauen unterstützt, ihre Mitte und Stabilität wiederzufinden und die Intuition zu stärken.

Auch die Essenz der Zypresse ist Teil des Massageöls für eine Frau, die gerade entbunden hat. Die Zypresse ist ein gefäßverengendes, zusammenziehendes Öl und wirkt auf den gesamten Organismus, sodass gerade dieses Öl dabei hilft, die enorme körperliche Öffnung auch energetisch wieder zu schließen.

Für eine Bauchmassage wird eine Mischung aus Eisenkraut, Nelke, Zimt und Ingwer auf einer Weizenkeimölbasis empfohlen. Diese Mischung soll den Entschlackungsvorgang anregen, die Straffung der Bauchmuskulatur und der Haut unterstützen und die Gebärmutterrückbildung fördern.

Rosmarinöl eignet sich wunderbar für eine Fußmassage nach der Geburt. Es wirkt belebend und erfrischend, es stärkt den gesamten Organismus. Durch seinen durchblutungsfördernden Effekt hilft es, Lymphstauungen und Ödeme abzubauen. Es besitzt wärmende Eigenschaften, die besonders nach Muskelanspannungen Linderung verschaffen.

Um die Milchbildung anzuregen, wird ein Öl empfohlen, das aus folgenden Essenzen besteht: Anis, Fenchel, Kreuzkümmel, Koriander, Lavendel und Rose.

Alle angegebenen Öle können Sie sich in der Apotheke mischen lassen.

Den inneren und äußeren Raum für die Massage schaffen

Die Ayurvedische Babymassage erfordert bestimmte Voraussetzungen. Bevor Sie beginnen, betrachten Sie Ihre Hände, denn sie sind das Medium, das Instrument, mit dem Sie nicht nur für die Dauer einer Massage mit dem Kind in Verbindung stehen. Achten Sie darauf, dass Ihre Hände warm und sauber sind, und legen Sie Ihre Ringe für die Massage ab.

Beim Tragen, Wickeln und Wechseln der Babykleidung sind Ihre Hände ständig in Kontakt mit dem Baby. Jedoch sind dies Berührungen, die Sie vielleicht nicht immer mit Ihrer ganzen Aufmerksamkeit ausführen. Wir alle kennen angenehme und unangenehme Berührungen. Das ganze Sein eines Kindes wird angesprochen, wenn es einfühlsam und mit Respekt berührt wird.

Die Babymassage hilft Ihrem Neugeborenen, in seinem Körper und in dieser Welt anzukommen. Wählen Sie für die Massage einen Ort aus, an dem Sie sich wohlfühlen. Richten Sie sich einen Platz ein, an dem Sie Ihr Baby regelmäßig massieren können. Vielleicht nutzen Sie diesen Ort auch, um sich einmal alleine zurückziehen zu können, um einen Moment in der Stille zu sitzen oder einige Asanas aus dem Yoga zu praktizieren. Sorgen Sie auch dafür, dass Sie nicht unterbrochen werden, zum Beispiel durch das Telefon. Richten Sie sich eine kleine Massage-Kiste oder eine Massage-Tasche ein, in die Sie alle Utensilien, die Sie für die Ayurvedische Babymassage brauchen, hineinlegen. Dies sind:

- das Massageöl (am besten geeignet sind Basisöle wie süßes Mandelöl, Weizenkeimöl oder Sesamöl);
- eine kleine Schale, um einen Teil des Öls darin zu erwärmen;
- ein Handtuch, als Unterlage;
- Windeln, um das Baby nach der Massage zu wickeln;
- Söckchen für Ihr Baby, falls die Füße auskühlen (vor allem bei Neugeborenen);
- ein Seiden- oder leichtes Baumwolltuch, zum Spiel und zum Bedecken des Kindes bei Teilmassagen.

Bedenken Sie bei der Wahl der Öle, dass diese von hochwertiger Qualität sein sollten und keine ätherischen Substanzen oder sonstigen Aromastoffe enthalten dürfen. Erwärmen Sie das Öl im Wasserbad, bis es handwarm ist, verzichten Sie auf den

Gebrauch der Mikrowelle. Schütten Sie niemals das erwärmte Öl direkt auf den Körper des Kindes, sondern nehmen Sie das Öl immer zuerst in Ihre eigene Hand.

Einmal erwärmte Öle sollten nicht wieder verwendet werden.

Die Massage regt das Baby häufig dazu an, seine Blase zu entleeren, berücksichtigen Sie dies bei der Wahl der Massageunterlage.

Der Raum sollte so warm sein, dass die Raumtemperatur für die Zeit der Massage mindestens 24 °C beträgt, sodass das entkleidete Baby nicht friert. Wenn es dem Baby zu kühl ist, kann es nicht richtig entspannen, und es besteht die Möglichkeit, dass es sich erkältet. Es empfiehlt sich daher, wenn die Raumtemperatur zu niedrig ist, für eine zusätzliche Wärmequelle zu sorgen.

Manche Eltern bevorzugen in den ersten Wochen den Wickeltisch, um ihr Baby zu massieren, weil sie diesen Platz durch eine Wärmelampe beheizen können.

Wählen Sie anfangs möglichst immer wieder denselben Ort zum Massieren, damit sich Ihr Kind erinnern kann. Wiederholung und Rhythmus geben dem Baby Sicherheit. Massieren Sie deshalb möglichst täglich um die gleiche Uhrzeit, sodass die Massage einen festen Platz in Ihrem Tagesablauf einnimmt. Den richtigen Zeitpunkt können Sie ganz individuell bestimmen, er hängt von Ihrem persönlichen Tagesrhythmus ab.

Finden Sie heraus, wann für Sie und Ihr Baby der beste Zeitpunkt ist. Im Allgemeinen eignet sich der Morgen sehr gut für eine Massage, nach dem Mittagsschlaf und auch vor oder nach dem Bad kann eine Massage aber genauso wohltuend für Ihr Baby sein. Manche Babys lieben vor allem abends eine sanfte Massage, sodass sie auf allen Ebenen gut genährt und vollkommen entspannt einschlafen können. Beobachten Sie, wie Ihr Baby reagiert, und Sie werden den richtigen Zeitpunkt finden.

Die Massage kann für Sie und Ihr Kind eine Entspannungspause sein, die Ihnen zudem neue Kraft gibt. Genießen Sie die kostbare Zeit des Miteinander, die Berührung und die Kommunikation mit Ihrem Baby, da jede Entwicklungsphase, die Sie mit Ihrem Kind erleben, einmalig ist. Mit der Zeit wird das Neugeborene dieses Ritual der Massage kennen. So kann Vertrauen entstehen, und aus Vertrauen wächst Selbstvertrauen.

Sobald das Baby größer wird und einige Monate alt ist, können Sie in den warmen Sommermonaten auch im Freien massieren. Vielleicht auf einer Wiese oder unter einem Baum. Beachten Sie dabei, dass Sie einen windstillen Platz wählen und das Baby vor direkten Sonnenstrahlen geschützt ist.

Indische Frauen massieren ihre Babys grundsätzlich auf dem Boden sitzend, das Kind liegt auf ihren ausgestreckten Beinen. Diese Sitzhaltung kann für Frauen aus einem anderen Kulturkreis möglicherweise anstrengend sein. Jedoch hat diese Haltung Vorteile: Ihr Rücken ist aufgerichtet, und Sie haben das Baby sicher auf Ihren Beinen liegen, sodass es nicht wegrutschen kann. Das Baby kann Ihre Körperwärme spüren, und Sie können aus dieser Position einen Blickkontakt herstellen und es nach Bedarf sanft auf Ihren Beinen wiegen. Um diese Sitzhaltung angenehmer zu gestalten, lehnen Sie Ihren Rücken an eine Wand und legen Sie ein Kissen oder eine kleine Rolle unter Ihre Knie, sodass Ihr Kind wie in einem Nest auf Ihrem Schoß liegen kann. Eine weitere Möglichkeit ist, das Neugeborene gemütlich im Bett sitzend zu massieren. Entwickeln Sie in der Sitzhaltung eigene Varianten, probieren Sie verschiedene Sitzmöglichkeiten aus, sodass Sie Ihre ganz persönliche Position finden.

Achten Sie darauf, dass Ihre Wirbelsäule in jeder Position, die Sie wählen, gut aufgerichtet ist.

Wenn Sie merken, dass Sie eine Position eingenommen haben, die unbequem für Sie ist, ändern Sie diese, bevor Sie beginnen, unruhig hin und her zu rutschen. Wenn Sie Ihre Wirbelsäule und damit Ihren Rücken aufrichten, richten Sie sich auch innerlich auf. Sie können tiefer ein- und ausatmen. Ein aufgerichteter Körper kann nicht durchhängen, weder innerlich noch äußerlich. So verbinden Sie die Babymassage mit einer kraftvollen Yogahaltung. Yoga ist ein Weg von außen nach innen, durch den die Körperhaltung zur inneren Haltung wird.

Auch die Rückbildung der Gebärmutter wird in dieser Körperhaltung angeregt. Sobald Sie beginnen zu summen oder zu singen, kann sich Ihr Körper in der Anspannung entspannen. Wenn Sie einen inneren und äußeren Raum für die Massage schaffen, können Sie mit der Zeit einen stillen Raum der Mitte in sich selbst finden, aus dem heraus Sie sich selbst und Ihr Baby nähren. Über die äußere Berührung kann eine innere Berührung stattfinden.

Wie beginne ich?

Richten Sie nun Ihre Aufmerksamkeit auf Ihren eigenen Atem. Nehmen Sie Ihre Atmung zur Hilfe, sodass Sie ganz bei sich selbst ankommen können. Lassen Sie all Ihre Gedanken zur Ruhe kommen, die vielleicht noch um Haushalt, Einkauf und andere Verpflichtungen kreisen. Lösen Sie ausatmend alle Spannung, die Sie für diese Sitzhaltung nicht brauchen.

Atmen Sie zweimal tief ein und aus und atmen Sie dabei durch die Nase. Ihre Arme sind ganz entspannt. Nun verbinden Sie Atmung und Bewegung, indem Sie einatmend beide Schultern anheben und ausatmend die Schultern sinken lassen. Wiederholen Sie dies zwei- bis dreimal und verlängern Sie nach und nach die Ausatmung. Beim letzten Ausatmen atmen Sie hörbar aus. Dies löst die Anspannung im gesamten Schulter- und Nackenbereich. Nun beugen Sie sich aus Ihrer Sitzposition zu Ihrem Baby nach vorne, sodass Ihre Wirbelsäule, die vorher gut gestreckt war, eine Rundung einnimmt.

Wiederholen Sie das Vorbeugen und nehmen Sie spielerisch Kontakt zu Ihrem Baby auf, vielleicht berührt Ihre Nasenspitze die winzige Nase Ihres Babys. Sobald Sie sich wieder aufgerichtet haben, nehmen Sie die Füße Ihres Babys in Ihre Hände und teilen Sie Ihrem Neugeborenen mit, dass Sie es nun massieren wollen.

Atmen Sie einen Moment mit Ihrem Baby im gleichen Rhythmus. Stimmen Sie sich ganz auf Ihr Kind ein. Die Hände sind die Verlängerung Ihres Herzens.

Nehmen Sie ein wenig von dem erwärmten Öl in Ihre Hände und verreiben Sie es in Ihren Handinnenflächen. Lassen Sie sich Zeit, während Sie Ihr Kind einölen. Es gehört zum Ritual der Ayurvedischen Babymassage, den Körper des Kindes wahrzunehmen und seine momentane Verfassung zu spüren. Fühlt sich der kleine Körper eher warm an oder kühl? Wirkt das Kind entspannt oder unruhig? Wohin ist seine Aufmerksamkeit gerichtet? Nimmt es Blickkontakt zu Ihnen auf oder schaut es einfach ins Leere? Fixiert es Gegenstände im Raum? Ist es schon interessiert an seinem eigenen Körper? Gibt es Laute von sich? Wie fließt der Atem? Können Sie spüren, wie sich der kleine Brustkorb und der Bauch während des Ein- und Ausatmens bewegen?

Bleiben Sie während der Massage mit Ihrer ganzen Aufmerksamkeit bei Ihrem Baby. Behalten Sie immer mit einer Hand den Kontakt zu seinem Körper. Reden Sie mit Ihrem Säugling während der Massage oder lassen Sie ein Summen tief aus ihrem Bauch entstehen. Vielleicht singen Sie ihm auch ein Lied vor oder genießen ganz einfach die stille Zweisamkeit. Babys sind sehr kommunikativ, wenn man ihnen zuhört. Achten Sie auf die Signale Ihres Babys, und Sie werden sehen, es zeigt Ihnen, was ihm gefällt.

Entwicklungsphasen des Kindes

Säuglingsalter

Babys wachsen, und die Gewichtszunahme in den ersten Lebensmonaten geschieht so schnell, dass sich dadurch der kleine Körper manchmal verspannt.

Je nach Alter reagiert das Baby unterschiedlich auf die Massagebewegungen, die jeweilige Entwicklungsphase ist daher besonders zu beachten. So kann es sein, dass ein Neugeborenes zu Beginn ängstlich auf die Armmassage reagiert. Es kann auch vorkommen, dass es seine Hände vor der Brust zusammenlegt und zu kleinen Fäusten formt. Lassen Sie Ihrem Baby genügend Zeit, Vertrauen und Sicherheit zu entwickeln. Zeigen Sie Ihrem Baby, dass Sie seine Arme massieren möchten, nehmen Sie die kleine Hand in Ihre und bewegen Sie den Arm nur so weit, wie Ihr Baby es Ihnen in diesem Moment erlaubt.

In den ersten Lebenswochen zeigt Ihr Baby eine Vielzahl von frühkindlichen Reflexen, zum Beispiel den Greifreflex und den Saugreflex. Zu den Greifreflexen zählt das Schließen der Finger zur Faust bei Berührung der Handinnenfläche. Bei Berührung des vorderen Teils der Fußsohle kommt es zu einem ähnlichen Umklammerungsgriff mit den Zehen. Die ursprüngliche Funktion des Greifreflexes war für den Säugling in Urzeiten lebensnotwendig, denn durch das Auslösen dieses Reizes klammerte es sich eng an den Körper der Mutter. Beim so genannten Mororeflex (das Kind erschrickt bei plötzlichem Lärm oder Licht) breitet das Baby ruckartig die Arme weit aus – die Finger sind dabei gespreizt – und es führt dann langsam die Arme wieder zusammen. Der tonische Halsreflex löst die Seitwärtsdrehung des Kopfes aus. Nach etwa sechs bis zwölf Monaten bilden sich all diese Reflexe zurück.

Beginnen Sie so früh wie möglich, Ihr Baby zu massieren. Babys sehen, hören, riechen, schmecken und fühlen. Das, was sie über ihre Sinne erleben, bleibt ihnen in Erinnerung.

Krabbelalter

In diesem Alter kann Ihnen auffallen, dass Ihr Kind auf ihm unbekannte Personen mit Weinen und Festhalten reagiert. Diese Phase wird als Fremdeln bezeichnet. Kinder sind bereits in den ersten Lebensmonaten fähig, Fremde und vertraute Personen auseinanderzuhalten. In einer Phase, in der das Kind auf jeder Ebene abhängig von den Eltern oder einer vertrauten Bezugsperson ist, scheint die Natur dafür zu sorgen, dass es sich in den ersten Lebensjahren an die Menschen hält, die zuverlässig für sein physisches und psychisches Wohl sorgen. Es hält sich an den Menschen fest, mit denen es tief verbunden ist und die meiste Berührung hat.

Kinder lernen in den ersten Lebensjahren noch nicht über den Intellekt. Sie lernen über Nachahmung und Ausprobieren. Das Nachahmungsbedürfnis ist ausgeprägt und beginnt schon in den ersten Lebensmonaten. Das Baby ahmt Mimik und Gestik seiner Mutter nach. Das Interesse an seiner Umwelt ist erwacht, es will Dinge berühren, in den Mund nehmen und betrachten. In diesem Alter wird Ihr Kind nicht mehr still auf dem Rücken oder Bauch liegen bleiben. Passen Sie jetzt die Massage den Bewegungen an. Ihr Baby wird sich umdrehen, wegkrabbeln, sich aufsetzen oder vielleicht andere Körperhaltungen in Form von Turnübungen einnehmen.

Die Massage kann nun zu einem spielerischen Vergnügen werden. Bereichern Sie die Massage mit Reimen und Fingerspielen. Beharren Sie nicht stur auf der Abfolge der Massage, sondern massieren Sie die Körperteile Ihres Babys, die es Ihnen zur Verfügung stellt. Passen Sie die Massage der jeweiligen Situation an.

Kleinkind

In dieser wichtigen Lebensphase erwerben wir Menschen über Willensanstrengung die grundlegenden Fähigkeiten, die wir dann während unseres ganzen Lebens täglich anwenden.

Wachstum bedeutet aber nicht nur Größerwerden, es hat auch einen Wandel der Gestalt zur Folge. Körperproportionen verändern sich. Die Gliedmaßen strecken sich, und deswegen verändern sich auch einige Handhaltungen der einzelnen Massagegriffe. Beispielsweise heben wir bei der Beinmassage das Bein nicht mehr so weit nach oben, sondern massieren in langen Ausstreichbewegungen das liegende Bein.

Im Alter von ein bis drei Jahren wird Ihr Kind nicht nur sein Milchzahngebiss entwickeln, sondern wahrscheinlich auch »trocken« werden. Neigungen und Gewohnheiten entwickeln sich. Mit behütender Geduld, zärtlicher Wärme und einsichtsvoller Sicherheit helfen wir dem Kind, seine kraftvollen Entwicklungsschritte zu begleiten.

Vielleicht verlangt Ihr Kind gerade in dieser Zeit – oft verschlüsselt – nach Körperkontakt. Wenn es zum Beispiel Bauchweh hat, massieren Sie den kleinen Bauch oder legen Sie Ihre Hand auf das Bäuchlein. Fragen Sie, was der kleine Bauch jetzt braucht oder ob er gerne eine Geschichte anhören möchte. Führen Sie sanfte Massagebewegungen spielerisch aus. Beginnen Sie damit, Massagegeschichten zu erzählen, wenn Sie den kleinen Rücken massieren. Erzählen Sie kurze, einfache und liebevolle Geschichten, die von Mutter und Kind handeln, von Eltern, die ihre Kinder immer beschützen, erzählen Sie lustige Verse, bringen Sie sich und Ihr Kind zum Lachen. Verpacken Sie alltägliche Themen wie Zähneputzen in kleine Massagegeschichten. Die Massage kann in diesem Alter zu einem spielerischen Vergnügen werden. Natürlich sollten Ihre Massagegeschichten immer ein gutes Ende haben.

Handeln Sie intuitiv, vielleicht massieren Sie still und einfühlsam, und Sie beide genießen das vertraute Beisammensein, die Berührung und die Stille. Vielleicht beginnt auch Ihr Kind zu erzählen. Ich habe manches Kindergartenerlebnis meiner Tochter in so einem kostbaren Moment erfahren. Über die Massage und die Auflösung der Muskelanspannung kam so manches Erlebnis wieder in Erinnerung, und ich konnte fühlen, wie gut es für mein Kind war, sich mitteilen zu können. Nehmen Sie seine Gefühle ernst und seien Sie dankbar für das Vertrauen, das dieser kleine Mensch Ihnen so selbstverständlich entgegenbringt.

Noch wichtiger als zuvor wird nun der Rhythmus in der Massage. Wer schon einmal erlebt hat, mit welcher Leidenschaft Kinder tanzen können, ahnt vielleicht, wie intensiv ihr Gefühl für Rhythmus ist. Lieder, die Sie mit Ihrem Kind zusammen singen, können nun die Massage rhythmisch begleiten.

Die Kinder brauchen gerade jetzt Reime, Lieder, Spiele und Märchen.

Die häufigsten Fragen zur Babymassage

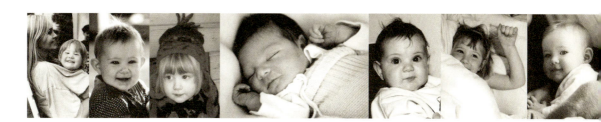

Wird das Kind durch regelmäßiges Massieren verwöhnt?

Mit Sicherheit nicht! Im Gegenteil, indem Sie seine Urbedürfnisse nach Nähe, Wärme und Geborgenheit befriedigen, fördern Sie seine Entwicklung zu einer gesunden Persönlichkeit. Es ist längst bewiesen, dass Kinder, die kaum Zuwendung bekommen und nur wenig Körperkontakt haben, unter Bindungsproblemen leiden und oftmals zu gestörten Persönlichkeiten heranwachsen. Mit der Babymassage schaffen Sie eine gesunde Basis, sodass Ihr Kind Selbstvertrauen und Selbstwertgefühl entwickeln kann.

Wann darf ich nicht massieren?

Wenn das Kind Fieber hat, eine Infektion oder Ohrenschmerzen, sollte es in keinem Fall massiert werden. Wenn das Fieber abgeklungen, das Kind aber noch erschöpft ist, achten Sie genau darauf, ob es massiert werden will. Wenn Ihr Kind sehr müde ist, sollte es in Ruhe gelassen werden, damit es sich erholen kann. Sobald es dann wieder Körperkontakt sucht, können Sie es auch im Schlafanzug massieren, indem Sie einige Griffe aus dem Element Erde anwenden, und dies mit einem beruhigenden Summen begleiten.

Bestimmte Körperstellen dürfen nicht massiert werden, wenn das Kind an

Hautausschlag leidet, es eine Verbrennung, Sonnenbrand oder einen Bluterguss hat oder die Haut verletzt ist. Auch unmittelbar nach der Nahrungsaufnahme sollte der Bauch des Kindes nicht massiert werden.

Wie intensiv darf das Baby berührt werden?

Die Babymassage ist eine sanfte und liebevolle Kommunikationsform. Wenn Ihr Baby noch zart und klein ist, sollten Sie es sanft und behutsam berühren. Sobald es größer und kräftiger wird, können Sie fester massieren. Babys lieben es, die kraftvollen, warmen Hände der Mutter zu spüren. Starke Hände, die es beschützen.

Vermeiden Sie hektische Bewegungen. Führen Sie die Massagebewegungen sehr langsam und rhythmisch aus. Massieren Sie so kräftig, dass die Berührungen angenehm für Ihr Kind sind und dass sich Ihre warme Hand an den Körper Ihres Babys anschmiegen kann. Lassen Sie Ihr Kind spüren, dass es in den Händen einer Mutter ist, die mit ihrer ganzen Aufmerksamkeit bei ihrem Kind ist und die ganz genau weiß, was sie tut.

Bis zu welchem Alter kann ich mein Kind massieren?

Da die Ayurvedische Babymassage individuell auf die Bedürfnisse Ihres Kindes eingeht, kann die Massage Sie und Ihr Kind sehr lange begleiten. Diese besondere Form der Kommunikation kann über viele Krisen in der Kindheit hinweghelfen. Je nach Entwicklungsstadium hat Ihr Kind unterschiedliche Bedürfnisse. Die Massagegriffe verändern sich und passen sich der physischen Entwicklung sowie der damit verbundenen geistigen Reifung des Kindes an.

Wie massiere ich ein größeres Kind?

Massieren Sie Ihr Kind, wenn es älter wird, mit einem ganz besonderen Duft, indem Sie dem Massageöl einige Tropfen seines Lieblingsaromas beimischen. Helfen Sie ihm, sich über die Sinne zu spüren.

Massieren Sie ihm den Rücken mit einem Massagehandschuh und begleiten Sie die Massage mit einer Geschichte von einem Igel. Schreiben Sie ihm Zahlen oder Buchstaben auf den Rücken, die es erraten soll. Schenken Sie auch den baumelnden Beinen einmal Aufmerksamkeit und massieren Sie die Füße, dies gibt dem Kind Halt von außen nach innen.

Passen Sie die Massagebewegungen seinen längeren Gliedmaßen an.

In jeder Entwicklungsphase kann die Massage eine einfühlsame Begleitung und eine wertvolle Hilfe sein. Beispielsweise in der krisenhaften Zeit des Zahnwechsels, wenn es innen und außen »wackelt«, können Sie ihm helfen, sich über Berührung wieder zu spüren.

Sollte Ihr Kind schon ein Teenager sein und Sie es immer noch massieren dürfen, so ist dies nicht unbedingt selbstverständlich. Gehen Sie respektvoll und dankbar mit dem Vertrauen um, das Ihnen Ihr Kind schenkt. Sie können den Rücken massieren oder die Füße, beziehen Sie hierbei die Vitalpunkte mit ein. Während der Massage kann unter Umständen Raum für ein Gespräch oder ein kostbarer Augenblick entstehen, der keiner Worte bedarf.

Kann Massageöl schaden, wenn es durch die eingeölten Hände in den Mund des Babys gelangt?

Verwenden Sie stets naturbelassenes, kalt gepresstes Pflanzenöl ohne ätherische Zusätze. So können Sie sicher sein, dass dies dem Kind nicht schadet und dass keine ungenießbaren Stoffe in sein noch sehr empfindliches Verdauungssystem gelangen.

Welche Körperhaltung soll ich einnehmen, um das Kind zu massieren?

Finden Sie eine Position in einer beliebigen Sitzhaltung auf dem Boden, in der Sie entspannt sitzen können und Ihr Rücken aufgerichtet ist: Langsitz, Schneidersitz oder Padmasana, wenn Sie geübt im Yoga sind. Legen Sie das Baby so nah wie möglich vor sich hin. Sie können auch in einer anderen Position massieren, beispielsweise im Stehen vor dem Wickeltisch. Oder auf einem Stuhl sitzend, das

Baby auf einem Tisch, der möglichst etwas niedriger ist als ein Küchentisch. Wenn Ihr Baby noch sehr klein ist, empfehle ich Ihnen folgende Sitzhaltung: Setzen Sie sich mit ausgestreckten Beinen auf den Boden und lehnen Sie sich mit Ihrem Rücken an eine Wand an. Stellen Sie nun beide Füße vor dem Gesäß auf, sodass Ihre Knie angewinkelt sind, und legen Sie Ihr Baby auf Ihre Oberschenkel. Die Füße Ihres Kindes sind in Kontakt mit Ihrem Bauch. So haben Sie einen guten Blickkontakt mit Ihrem Kind, und es liegt während der Massage geborgen in Ihrem Schoß.

Was bedeutet es, wenn mein Kind während der Massage weint?

Weinen kann viele Ursachen haben. Oft lässt das Kind über Weinen und Quengeln während der Massage Spannungen los. Beruhigen Sie das Kind, indem Sie mit Ihrer ganzen Aufmerksamkeit bei ihm sind. Halten Sie immer eine Hand am Körper Ihres Babys, um zu überprüfen, dass der kleine Körper nicht auskühlt.

Stellen Sie sich auch die Frage, ob Sie selbst entspannt sind oder ob Sie sich im Moment nicht wohlfühlen. Achten Sie darauf, was Ihr Baby Ihnen durch sein Weinen und Quengeln mitteilen will. Weint das Baby gegen Ende der Massage, so kann dies auch ein Signal Ihres Babys sein, dass es genug hat oder eine Pause braucht.

Kann ich mein Baby falsch massieren?

Es gibt wichtige Regeln, die Sie beachten sollten, wenn Sie Ihr Baby massieren.
- Massieren Sie nie gegen die Peristaltik des Darmes, sondern umkreisen Sie den Bauch des Babys im Uhrzeigersinn.
- Achten Sie immer auf die Signale Ihres Kindes und handeln Sie entsprechend.
- Massieren Sie niemals über die Wirbelsäule.
- Unabdingbar ist eine geschützte und ungestörte Umgebung während der Dauer der Massage.

Wie kann das Geschwisterkind an der Massage teilnehmen?

Massieren Sie auch die große Schwester oder den großen Bruder Ihres Babys. Für ein Geschwisterchen ändert sich mit der Geburt des Babys die ganze Welt.

Die Massage ist eine wunderbare Möglichkeit, sich auch dem älteren Kind mit aller Aufmerksamkeit und Liebe zu widmen. Massieren Sie das ältere Kind seinem Alter entsprechend, um auch seine Bedürfnisse nach Körperkontakt und Geborgenheit zu erfüllen. Die einfühlsame Massage wird das Kind vielleicht dazu bewegen, sein Herz auszuschütten und sich einiges von der Seele zu reden.

Über die Massage haben Sie die Möglichkeit, einen intensiven Kontakt herzustellen, sodass das Kind seine Angst verlieren kann, nicht neben dem Baby bestehen zu können.

Zeigen und sagen Sie ihm, dass Sie es noch genauso lieb haben wie zuvor.

Mit der Ayurvedischen Babymassage stärken Sie gerade beim heranwachsenden Kind das Selbstwertgefühl.

Wenn das Baby massiert wird, beziehen Sie das ältere Kind von Anfang an mit in die Massage ein. Zeigen Sie ihm einige leicht auszuführende Griffe, sodass es seine Puppe massieren kann.

Wenn es mir selbst nicht gut geht, darf ich dann mein Kind trotzdem massieren?

Was bedeutet es, wenn wir sagen, dass es uns nicht gut geht? Wir unterteilen unsere Befindlichkeit in »gut« und »schlecht«. Wenn es uns »gut« geht, stellen wir gar nicht erst eine solche Frage, was bedeutet es also, wenn wir sagen, dass es uns nicht »gut« geht? Es bedeutet, dass wir die Dinge bewerten.

In unserer menschlichen Natur sind alle Gefühle möglich. Und es gibt darunter Gefühle, die wir nicht haben, nicht fühlen wollen. Wir können diese Gefühle noch so sehr ablehnen, von uns weisen oder ignorieren, sie lösen sich dadurch nicht auf oder hören nicht auf zu existieren. Sie sind existent, ob wir dies wollen oder nicht. Sie zeigen sich in unseren unwillkürlichen Äußerungen und in schnellen, unbedachten Reaktionen, in unseren Überzeugungen. Sie zeigen sich in Verspannungen und Schmerzen, in Entzündungen und Erkrankungen. Sie zeigen sich in unserer Körperhaltung und in unserem Gesichtsausdruck.

Das Kind spürt, wie es Ihnen geht. Ein Gefühl zu ignorieren oder dem Kind etwas vormachen zu wollen, ist also nicht möglich. Als Erwachsene haben wir gelernt, unsere Gefühle zu unterdrücken oder zu kontrollieren und glauben, sie seien dadurch nicht mehr da. Doch sie wirken subtil. Das Baby ist hier unser bester Lehrmeister. Es drückt seine Gefühle unmittelbar aus. Es weint, und einen Augenblick später lacht es wieder.

So verhält es sich auch mit dem Körper des Neugeborenen, einmal fühlt er sich weich und warm an und vielleicht schon einen Moment später fühlt er sich eher hart und angespannt an. Das Leben kennt weder gut noch schlecht, es fühlt sich einmal so an und einmal anders. Alle Gefühle gehören zum Leben. Wenn Sie Ihr Baby noch stillen, stillen Sie es unabhängig davon, ob es Ihnen »gut« geht oder »schlecht«. Sie berühren Ihr Baby und wickeln es, unabhängig davon, wie Sie sich gerade fühlen. Leben ist Veränderung und Wechsel.

Mit unterdrückten Tränen das Baby zu massieren, würde vielleicht das Baby dazu anregen, die Tränen der Mutter zu weinen.

Und weinend das Baby massieren? Was teilen Sie Ihrem Baby mit, wenn Sie weinend massieren? Sie zeigen ihm damit nichts anderes, als dass Gefühle erlaubt sind. Sie erlauben ihm und sich selbst, dass alle Gefühle sein dürfen. So kann Entspannung stattfinden.

Sie sind authentisch, wenn Sie bewusst fühlen, wie es Ihnen gerade geht. Sobald Sie Ihre eigenen Gefühle unterdrücken, können Sie auch den anderen nicht fühlen und seine Gefühle nur schwer aushalten. Wenn Sie sich selbst fühlen, können Sie auch das Baby fühlen, und Sie entwickeln Empathie.

Sobald wir uns unserer Gefühle bewusst sind und unser inneres Erleben ungehindert fließen kann, werden wir nicht mehr von unseren Gefühlen beherrscht. Sobald wir aufhören, Gefühle und die damit verbundenen Stimmungen auszuschließen, können wir tief in unserem Innern entspannen.

mahābhūta – *Die Fünf Elemente in der Massage*

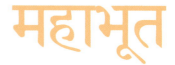

*Der Mensch ist sich tief bewusst,
dass im Grunde seines Wesens ein Zwiespalt ist;
er sehnt sich, ihn zu überbrücken,
und irgendetwas sagt ihm, dass es die Liebe ist,
die ihn zur endgültigen Versöhnung führt.*
Rabindranath Tagore

pṛthvī – **Das Element Erde**

Was ist das Element Erde? Es ist das Fundament, auf dem unsere Füße stehen und auf dem wir uns bewegen. Die Erde hat viele Formen. Sie kann ein fruchtbares Tal sein, eine Wüste, ein Gebirge oder eine liebliche Aue. Die Erde kann fest, locker, steinig, sandig, nass oder trocken sein. Reichtum, Fruchtbarkeit und Fülle sind symbolisch mit dem Element Erde verbunden.

»Geerdet sein«, »mit beiden Füßen auf dem Boden stehen«, »Wurzeln schlagen«, »wachsen«, »felsenfest«, »den Boden unter den Füßen nicht verlieren«, »aufblühen«, all dies sind Begriffe und Redewendungen, die zu unserer Umgangssprache gehören und das Element Erde ausdrücken. Unser Gleichgewicht entstammt unserer Verbindung mit der Erde. Unsere Nahrung ist in oder aus der Erde gewachsen. Wir sprechen von »Mutter Erde«, die uns nährt. Wir sind ein Teil von ihr. Das, was wir mit Erde verbinden, ist unsere Heimat. Die Erde ist der Mittelpunkt der menschlichen Welt.

Massagegriffe zum Element Erde

Jede Massage beginnt und endet mit einem Griff aus dem Element Erde. Berührung ist ein wesentliches Element zwischenmenschlicher Bindung und Beziehung. Diese intensive Körpernähe, die bei einem Massagegriff aus diesem Element entsteht, gibt Ihrem Baby ein wenig von der verlorenen Geborgenheit in der Gebärmutter zurück. Dies ist bei Neugeborenen besonders wichtig. Sie helfen Ihrem Baby anzukommen, Körperbewusstsein zu entwickeln und nach einem aufregenden Tag wieder zur Ruhe zu kommen.

Bei einem Massagegriff aus dem Element Erde bewegen Sie Ihre Hände sehr bewusst und langsam auf dem Körper des Kindes, oder aber Ihre Hände verweilen in einer Ruheposition. So erleben Sie sein Wachstum Tag für Tag intensiv mit. Sie lernen den Körper und die daraus entstehenden Reaktionen und Vorlieben Ihres Kindes sehr genau kennen. Sie sehen sehr schnell, wenn der Kinderkörper eine Veränderung zeigt, zum Beispiel beim Zahnen oder wenn sich Fieber ankündigt. Massagegriffe aus dem Element Erde fördern die Entwicklung eines gesunden Körperbewusstseins. Dies hat den positiven Effekt, dass das Kind eine gute Körperhaltung entwickelt.

1. Massagegriff: Pranidhan, Hingabe

»Pranidhan« bedeutet »Hingabe«, so heißt auch der erste Griff jeder Massage. Um Kontakt zu dem Körper Ihres Kindes aufzunehmen, legen sie Ihre Hände sanft auf die Körperseiten und lassen Sie diese dort einen Moment ruhen. Schauen Sie Ihr Baby an, nehmen Sie seinen Atem wahr und atmen Sie für einige Züge mit ihm in seinem Rhythmus.

Jetzt nehmen Sie wahr, wie groß Ihre Hände sind und wie klein der Körper Ihres Babys. Wie fühlt sich der kleine Körper an? Warm oder eher kühl?

Liegt Ihr Kind still oder bewegt es sich? Schaut es verträumt oder aufmerksam? Strampeln die kleinen Beine emsig hin und her, ist der Körper in Bewegung oder liegt es in diesem Moment ganz still? Nehmen Sie all das wahr, ohne es zu bewerten. Nicht zu werten ist eher ungewöhnlich für uns, da unser Verstand schon vor langer Zeit zwei Schubladen eingerichtet hat, eine für »Gut« und eine für »Schlecht«. Für die Massage brauchen Sie jetzt unbedingt eine Ablage für »es ist so, wie es ist«. Dies ist eine Momentaufnahme, und sie kann sich jeden Moment wieder verändern. Weint Ihr Baby, so kann es vielleicht schon im nächsten Augenblick wieder lachen oder umgekehrt. Ich mache immer wieder die Erfahrung, dass sich nicht nur der Gemütszustand, sondern auch der kleine Körper von einem Moment zum anderen anders anfühlen kann.

Der Massagegriff »Pranidhan« dient dazu, immer wieder zwischen den einzelnen Griffen eine Ruhephase und ein Nachfühlen entstehen zu lassen, sodass der vorher angewendete Massagegriff seine Wirkung entfalten kann. Ein Ausgleich entsteht durch Bewegungs- und Ruhephasen.

»Pranidhan«, die Kraft des Hingebens, lässt Sie ganz wach sein, sodass Ihre Intuition in Fluss kommen kann.

Für den Anfang nehmen Sie sich Zeit, lassen Sie Ihre Hand ruhig ein bis zwei Minuten aufliegen. Sind Sie erst geübt im Erden, werden Sie feststellen, dass Ihre Hand intuitiv dorthin wandert, wo Ihr Baby jetzt Berührung braucht.

Manchmal ist das Auflösen von Anspannung mit Weinen oder Quengeln verbunden. Erlauben Sie dies Ihrem Baby.

Besonders empfehlenswert ist »Pranidhan« an den Fußsohlen anzuwenden. Legen Sie Ihre Handinnenflächen dazu auf die Fußsohlen Ihres Babys, unterstützen Sie dies mit einem Summen oder Singen. Dies wirkt ausgleichend, wenn Ihr Baby einen Tag hatte, an dem es viel erlebt hat, es hilft ihm, die vielen Eindrücke zu verarbeiten und wieder ganz bei sich selbst anzukommen.

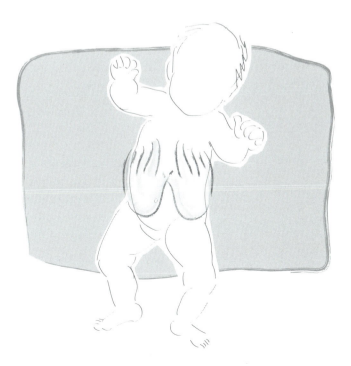

Zur Lage des Kindes

Wenn Sie beginnen, die Brust oder den Bauch zu massieren, liegt Ihr Kind auf dem Rücken. Dasselbe gilt für die Hand- und Fußmassage, wenn Sie Wangen, Oberarme und Oberschenkel massieren wollen. Drehen Sie Ihr Kind in die Bauchlage, wenn Sie »Pranidhan« im Rückenbereich anwenden wollen.

An welchen Körperstellen wird dieser Griff angewendet?

Sie können diesen Griff am gesamten Körper anwenden. Es ist ratsam, zu Beginn und am Ende der Massage die Hand auf den Bauch und die Körperseiten des Kindes zu legen und zwischen einzelnen Griffen intuitiv zu entscheiden. Dabei können Sie Oberarme und Schulteransatz, die Körperseiten, Oberschenkel sowie Rücken und Gesäß mit einbeziehen, auch die Hände und Fußsohlen freuen sich über eine haltende Hand.

Grundsätzlich gilt, dass bei der Massage des Gesicht-, Nacken- und Kopfbereiches besondere Achtsamkeit geboten ist, da insbesondere der Organismus von Säuglingen fragil und störanfällig ist.

Zur Wirkung

- Das Baby kann seinen Körper durch die Berührung Ihrer Hand spüren.
- Durch diesen Griff erfährt das Baby eine tiefe, gefühlsmäßige Zuwendung.
- Es kann Freude entwickeln für die Massage und für Berührung im Allgemeinen.
- Es entdeckt die Kommunikationsform der Hände.
- Diese positive Sinneserfahrung gibt Vertrauen und fördert die Selbstwahrnehmung und das Selbstbewusstsein.
- Das vegetative Nervensystem wird entspannt.
- Der Körper des Babys wird erwärmt.

2. Massagegriff: Kandasana, Wurzeln geben

»Kandasana« bedeutet »Wurzeln geben«. Bei diesem Massagegriff wird nur mit einer Hand massiert. Legen Sie Ihre Hand flach auf den Rücken des Babys, sodass Sie mit Ihren Fingern die eine Rückenseite und mit dem Daumen die andere Rückenseite massieren können. Beachten Sie dabei, dass Sie nicht über die Wirbelsäule massieren. Beginnen Sie die Massage beim Gesäß und massieren Sie bis zum oberen Schulterbereich. Dieser Griff zeichnet sich durch sanften Druck und sehr langsame Bewegungen aus, die Sie rhythmisch kreisend ausführen. Ein gewisser Druck ist notwendig, damit dieser Griff seine erdende Wirkung entfalten kann.

Babys lieben es, die starken, beschützenden und warmen Hände ihrer Eltern zu fühlen, dies gibt ihnen Vertrauen und Geborgenheit.

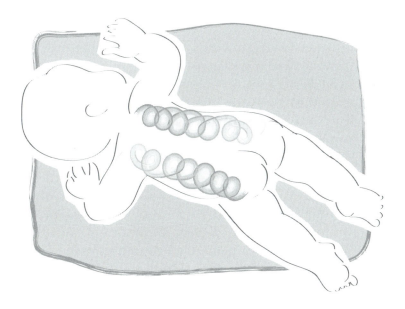

Zur Lage des Kindes

Das Baby liegt in der Bauchlage quer vor Ihnen. Wenn Sie Rechtshänder sind, liegt der Kopf des Kindes zu Ihrer Linken.

Wie oft wird der Griff angewendet?

Die knetende Bewegung des 2. Massagegriffs machen Sie viermal in Richtung Nacken.

An welchen Körperstellen wird dieser Griff angewendet?

Achten Sie darauf, dass Sie ausschließlich im Rückenbereich und niemals direkt auf der Wirbelsäule massieren.

Zur Wirkung

- Die Bewegung dieses Massagegriffs fördert die Durchblutung sowie die gesunde Entwicklung von Haut und Muskulatur.
- Der Kreislauf und die Funktion der inneren Organe werden angeregt.
- Es bringt Ihr Baby wieder ins Gleichgewicht, vor allem am Ende eines Tages, an dem es viele Eindrücke zu verarbeiten hat und unruhig ist.
- Eine tiefe Entspannung findet statt. Manchmal ist die Entspannung so tief, dass gerade sehr kleine Babys wohlig einschlafen.
- Dieser Massagegriff löst auch tiefer sitzende Anspannungen.

Das Element Erde: Die große Mutter, die Gebende und Nehmende, die Grobe und Zarte, die Lichte und Dunkle – als das allnährende Prinzip im Menschen; in der indischen Mythologie kraftvoll verkörpert in Form der Göttin Durga, reitend auf einem Löwen dargestellt.

jala – **Das Element Wasser**

Wasser ist lebensnotwendig. Jeder Mensch entwickelt sich in der Umgebung dieses Elementes, das Lebenselement des Embryos ist Wasser. Wasser kann warm oder kalt, eine heiße Quelle oder zu Schnee oder Eis gefroren sein. Es kann trüb oder klar sein und kann als Regentropfen vom Himmel fallen. Es ist formlos und passt sich der Gestalt jeder Umgebung und jedes Gefäßes an. Es kann kraftvoll, gewaltig und laut sein. Es kann ruhig, nachgiebig und still sein. Wir können in ihm schwimmen, tauchen und uns auf ihm vorwärtsbewegen.

Wasser wirkt erfrischend und belebend.

Wir assoziieren mit dem Element Wasser idiomatische Wendungen wie der »Quell des Lebens«, der »Gedankenfluss«, »ein Gefühl des Überschwemmtseins«, »Vertrocknetsein« oder »dahinfließen«, »dem Fluss des Lebens zu vertrauen«.

Massagegriffe zum Element Wasser

Massagegriffe, die zum Element Wasser gehören, fördern den gesunden »Fluss« der Körpersäfte in unserem Körper. Einen Massagegriff anzuwenden, der dem Element Wasser zugeordnet ist, bedeutet immer, etwas in Bewegung zu bringen. Blockaden im körperlichen wie im psychischen Bereich können gelöst werden. Sie wirken bei akuten Verdauungsproblemen, schmerzhafte Blähungen werden gelöst. Die dem Wasser zugeordneten Griffe wirken vorbeugend gegen Verstopfung im Magen-Darm-Bereich. Massagegriffe, die dem Element Wasser zugeordnet sind, sind hervorragende Griffe, sie helfen Geburtstraumata aufzulösen und negative und blockierte Energien vollends aus dem Körper herauszulösen.

Sie fördern und unterstützen die gesunde Entwicklung der Organe. Sie entspannen die Muskeln und wirken sich wohltuend auf unser gesamtes Knochensystem aus.

Zwei Basisgriffe sind hier beschrieben, die Welle und der Ausstreichgriff. Es gibt verschiedene Varianten des Ausstreichgriffes an unterschiedlichen Körperstellen, die zwar die gleiche Wirkung haben, aber unter unterschiedlichen Namen bekannt sind (z. B. *Melken*). Außerdem zählt ein leichter Klopfgriff, der mit den Fingern ausgeführt wird, zu den Massagegriffen des Elementes Wasser. Dieser Griff wird als *Regentropfen* bezeichnet, da leicht klopfende Bewegungen sanft die

Muskeln lockern. Alle klopfenden Griffe haben eine regulierende Wirkung auf die Blutzirkulation. Sie lockern und dringen tief in das Gewebe ein. Bedenken Sie gerade bei dem Regentropfengriff, dass bei einem Baby besonders die klopfende Bewegung sehr einfühlsam und rhythmisch ausgeführt werden sollte. Wird der Griff zu fest geklopft, kann es passieren, dass sich das Baby anspannt und Sie damit eine gegenteilige Wirkung erzielten.

1. *Massagegriff:* Yap, die Welle

Beide Hände liegen auf dem Rücken Ihres Babys. Beide Hände streichen gleichzeitig quer über den Rücken. Während die rechte Hand sich vorwärtsbewegt, streicht die linke Hand zurück. Wandern Sie dabei mit Ihren Händen vom Nacken-, Schulter-Bereich in Richtung Gesäß und wieder zurück. Massieren Sie auch die Körperseiten mit, indem Sie Ihre Fingerspitzen und Ihre Handgelenke in weiten Bewegungen zu den Körperseiten drehen. Langsam und rhythmisch bewegen sich Ihre Hände vom Oberkörper abwärts und wieder nach oben zum Nacken, wo Sie begonnen haben. Sie streichen hin und her und vor und zurück. Gehen Sie dabei rhythmisch und geschmeidig vor. Massieren Sie am Anfang zarter, um dann langsam die Intensität zu steigern.

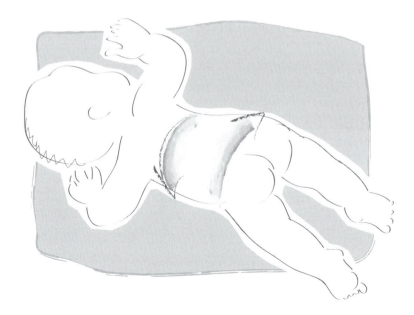

Zur Lage des Kindes

Das Baby liegt in der Bauchlage quer über Ihre Beine oder auf einem Tuch vor Ihnen, der Kopf zeigt nach links.

Wie oft wird der Griff angewendet?

Führen Sie mit jeder Hand die Massage sechsmal aus.

An welchen Körperstellen wird dieser Griff angewendet?

Schulterbereich, Rücken und Gesäß.

Zur Wirkung

- Dieser Massagegriff regt die Durchblutung an.
- Er entspannt und lockert die Rückenmuskulatur.
- Er wirkt ausgleichend und harmonisierend auf die Organtätigkeit.
- Er fördert die Entwicklung des Körperbewusstseins.

2. Massagegriff: Gautama Ganga, ein Ausstreichgriff

Legen Sie eine Hand unter das Gesäß Ihres Babys. Mit der anderen Hand streichen Sie vom oberen Schulterbereich bis zu der Hand am Gesäß. Streichen Sie gleichmäßig und langsam in einem Zug. Ihre Hand sollte dabei ganzflächig aufliegen. Achten Sie bei diesem Massagegriff darauf, dass die Wirbelsäule während des Ausstreichens keinem kräftigen Druck ausgesetzt ist. Lange, fließende Streichbewegungen harmonisieren die Mahabhutas (Elemente) in ihrer Körperfunktion und stellen so ein Gleichgewicht im gesamten Organismus her. Durch fließende, rhythmische Bewegungen entsteht ein tiefes Gefühl der Entspannung und des Wohlbefindens beim Baby.

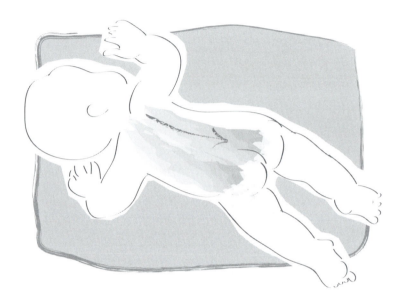

Zur Lage des Kindes

Für die Rückenmassage liegt das Baby auf dem Bauch. Es liegt entweder quer vor Ihnen auf einer Unterlage oder Sie nehmen den Langsitz ein und legen Ihr Kind quer über Ihre ausgestreckten Beine auf Ihre Oberschenkel. Der Kopf ist zur Seite gedreht. Drehen Sie ihn während der Rückenmassage nach einiger Zeit auf die andere Seite, damit die Rückenmuskulatur gleichmäßig belastet wird.

Wie oft wird der Griff angewendet?

Diese Bewegung führen Sie sechs- bis achtmal aus.

An welchen Körperstellen wird dieser Griff angewendet?

Schulterbereich, Rücken und Gesäß, Arme, Beine, Hände und Füße.
 Den Ausstreichgriff finden wir auch in der Gesichtsmassage, in angepasster Form wird er hier mit den Daumen im Stirnbereich angewendet.

Zur Wirkung

- Stärkt die Rückenmuskulatur.
- Durch das Kräftigen der Rückenmuskulatur ist das Baby schon früh fähig, seinen Kopf zu heben.
- Löst Spannungen, die durch das schnelle Wachstum verursacht werden können.
- Fördert ein Wohlgefühl im gesamten Körper.
- Unterstützt das gesunde Wachstum.
- Dieser Griff fördert die motorische Entwicklung des Kindes.
- Durchblutung und Lymphfluss werden angeregt und der Kreislauf aktiviert.
- Diese Massage wirkt sich wohltuend auf die Gelenke aus und stärkt die Muskeln.

3. Massagegriff: Yap-Ganga, melkendes Ausstreichen

Drehen Sie das Kind mit dem Gesicht zu Ihnen ein wenig in die Seitenlage, sodass Sie den linken Arm des Babys mit Ihrer linken Hand senkrecht nach oben halten. Ihre linke Hand umfasst das Handgelenk des Kindes und ruht einen Moment in dieser Position (wichtige Marma-Punkte befinden sich um das Handgelenk, die stimuliert werden). Ihre rechte Hand umfasst das linke Schultergelenk. Streichen Sie langsam und, indem Sie leichten Druck ausüben, den nach oben gerichteten Arm in Richtung Handgelenk. Jetzt bleibt die rechte Hand am Handgelenk, und die linke Hand ergreift das Schultergelenk und massiert in der gleichen Weise den Arm des Kindes bis zum Handgelenk. Wiederholen Sie diese rhythmischen Massagebewegungen und führen Sie diese weichen und doch kraftvollen Bewegungen abwechselnd aus.

Beginnen Sie zunächst mit dem linken Arm und wechseln Sie danach zum rechten Arm.

Die Beine werden nach der gleichen Methode massiert wie die Arme. Das Kind liegt hierfür in der Rückenlage, umfassen Sie zuerst den linken Oberschenkel mit einer Hand. Ihre andere Hand umfasst das Fußgelenk des Kindes, das Bein ist weit nach oben gestreckt. Massieren Sie nun vom Oberschenkel in Richtung Füße.

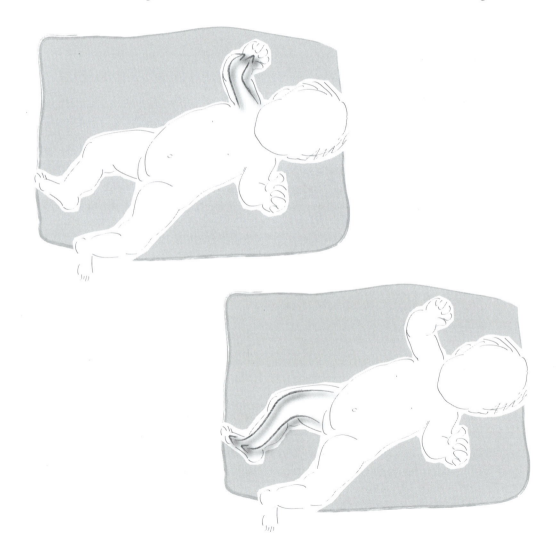

Wechseln Sie die Hand und wiederholen Sie die ausstreichend-rhythmische Massagebewegung.

Zum Abschluss der Arm- und Beinmassage massieren Sie mit Ihrem Daumen die Handinnenflächen und die Fußsohlen des Kindes.

Zur Lage des Kindes

Das Kind liegt in der Rückenlage, ein wenig zur Seite gedreht.

Wie oft wird der Griff angewendet?

Wenden Sie ohne Unterbrechung diesen beruhigenden Massagegriff insgesamt achtmal am rechten und linken Arm an, im Anschluss daran genauso oft am rechten und linken Bein.

An welchen Körperstellen wird dieser Griff angewendet?

An den Armen und Beinen.

Zur Wirkung

- Reinigende und ausgleichende Wirkung über das Stimulieren der Marma-Punkte an Hand- und Fußgelenk.
- Körperbewusstsein entwickelt sich in den Arm-, Hand-, Bein- und Fußbereichen und beeinflusst stärkend die motorischen Entwicklungsphasen des Kindes.
- Organtätigkeiten und Stoffwechselvorgänge werden angeregt.

Das Element Wasser: Saraswati, die wunderschöne Göttin, trägt den Namen des heiligen Flusses, fortwährend und nichts festhaltend singt sie das Lied des Wassers.

agni – **Das Element Feuer**

Wie erleben wir Feuer? Feuer erzeugt Licht und Wärme. Seine Flammen können funkelnd, knisternd und lodernd brennen oder das ruhige Flackern einer Kerze sein. Es zeigt sich uns als ein behagliches Feuer im Kamin oder als furchterregender Feuersturm eines Waldbrandes. Wir nennen etwas feurig, wenn es scharf oder heiß ist oder wenn es brennt.

Mit Feuer in Berührung zu kommen heißt, seine Gegenwart unmittelbar zu spüren. Feuer ist aktiv, sein Wesen ist lebendig und kraftvoll. Feurig zu sein, bedeutet energievoll und voller Lebensfreude zu sein. Feuer ist Bewegung. Das, was wir ins Feuer geben, verändert seine Form, Feuer verwandelt, transformiert und verbrennt. Es entsteht etwas Neues.

Wo finden wir das Feuer in unserem Körper? Vor allem in den Verdauungsorganen. Unterhalb des Nabels, sagt man im Yoga, sitzt das Feuer. Feuer braucht Luft, um zu brennen. Mit Atemtechniken wird das Feuer verstärkt, entfacht, um zu brennen, zu verdauen und einen Reinigungsprozess anzuregen. Der Atem wird in den Yoga-Texten als Wind (Vayu) bezeichnet, der das Feuer (Agni) schürt. Ein guter Energiefluss wird angeregt.

»Mir wird es ganz warm ums Herz« oder »Verbrenn dir nicht die Finger«, sind Sätze, die zu unserer Umgangssprache gehören und das Element Feuer ausdrücken. Genauso wie: »Ganz heiß auf etwas sein« oder »Auf etwas brennen«, wir sagen, jemand ist »hitzig«, wenn er temperamentvoll oder auch wütend ist. Auch die Liebe wird mit dem Feuer im Menschen verbunden. Hat jemand keine Liebe, bezeichnet man ihn als kalt.

Massagegriffe zum Element Feuer

Massagegriffe, die zum Element Feuer gehören, haben eine wärmende Wirkung auf den Körper Ihres Babys und auch auf Ihren eigenen. Massagegriffe dieses Elementes beleben, fördern die Durchblutung, regen die Verdauung, die Lebenskräfte an und wecken die Lebensfreude.

Rudolf Steiner, der Gründer der Anthroposophie und der Waldorfpädagogik, wies darauf hin, wie wichtig es ist, Babys warm zu halten. Seiner Lehre zufolge benötigt die gesunde Entwicklung des Körpers und der Seele viel Wärme. Erwärmen wir die Haut über die Massagegriffe aus dem Element Feuer, hat dies qualitativ eine andere Wirkung als das passive Erwärmen beispielsweise über Kleidung.

Bei Massagegriffen, die dem Element Feuer zugeordnet werden, gehen die Berührungen »unter die Haut«. Die Haut wird besonders stark stimuliert durch ausstreichende und sanfte Griffe (Reiben/Streichen). Je besser die Spannung der Haut ist, umso energischer bewegt sich der Lymphstrom. Abwehrkräfte im Körper werden gestärkt. Reinigung regt die Zellerneuerung an, befreit von alten Hautschüppchen. Die Haut als Hülle, die den gesamten Körper schützend umgibt, trägt dazu bei, dass sich die Temperatur im gesamten Körper reguliert. Sich wohl in seiner Haut zu fühlen, bedeutet nicht nur körperliches Wohlempfinden, sondern auch seelische Ausgeglichenheit.

1. *Massagegriff:* Teja, wärmende Hände

»Teja« bedeutet Leuchten, Strahlen, »Teja« ist die Ausstrahlung, die wir beim Yoga entwickeln.

Dieser Massagegriff, der dem Element Feuer zugeordnet wird, erinnert an »Pranidhan«, das Erden. Der Unterschied dabei ist, dass wir unsere eigenen Hände, bevor wir sie auf den Körper des Babys legen, fest aneinander reiben, bis die Handinnenflächen sich heiß anfühlen. Teilen Sie Ihrem Baby mit, dass es jetzt warm wird, damit es sich nicht erschreckt. Legen Sie Ihre warmen Hände mit Blickkontakt auf den Körper Ihres Babys, zum Beispiel auf die Körperseiten oder den Bauch, auf die Oberarme, die Schultern oder die Fußsohlen.

Babys brauchen viel Wärme. Man hat zum Beispiel festgestellt, dass Zimmertemperatur, Decke bzw. Schlafsack und Kleidung des Kindes einen großen Einfluss darauf haben, wie lange ein Baby schläft, wie aktiv es ist und wie häufig es schreit. Mit dem Massagegriff »Teja« können Sie immer wieder die Körpertemperatur Ihres Babys regulieren. Ihre warmen Hände sind effektiver als jede Wärmflasche, da sie dem Kind Ihre mütterliche Wärme geben und es sich sehr geborgen fühlen kann. Das Massageöl kann die Wirkung noch vertiefen. Nehmen Sie beispielsweise, wenn Sie den kleinen Bauch massieren und Ihr Baby zu Blähungen neigt, ein Fenchel- oder Kümmelöl in Ihre Handinnenflächen, bevor Sie diese aneinander reiben. Durch die Wärme werden die im Öl enthaltenen Substanzen vom Körper über die Haut aufgenommen und ihre Wirkung kann sich entfalten.

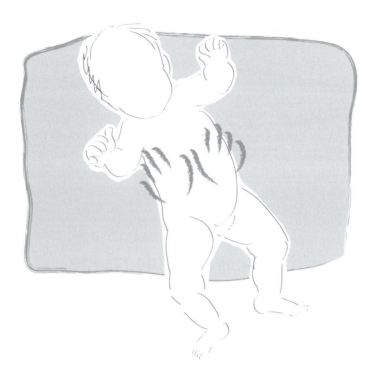

Zur Lage des Kindes

Das Baby liegt in der Rückenlage und kann Sie gut sehen.

Wie oft wird der Griff angewendet?

Wiederholen Sie dieses wärmende Handauflegen mehrmals hintereinander.

An welchen Körperstellen wird dieser Griff angewendet?

An Bauch, Körperseiten, auf dem Rücken und den Schultern sowie an den Fußsohlen. Auszusparen sind Kopf, Gesicht und Brust.

Zur Wirkung

- Wärmt.
- Führt zu tiefer Entspannung.
- Vermittelt dem Kind ein Gefühl der Geborgenheit.
- Lässt Vertrauen entstehen.
- Durch das Handauflegen an den Fußsohlen entwickelt das Kind dort ein gutes Körperbewusstsein. Das hat wiederum einen positiven Einfluss auf das zukünftige Stehen- und Laufenlernen.

2. Massagegriff: Surya, die Sonne

Dieser Massagegriff wird ausschließlich am Bauch ausgeführt. Massieren Sie sehr achtsam, da der Bauch nicht durch eine Knochenschicht oder hartes Gewebe geschützt wird, so wie beispielsweise der Brustkorb. Massieren Sie erst dann den Bauch, wenn der Nabel völlig verheilt ist. Massieren Sie nicht nur mit den Fingerspitzen, sondern mit der ganzen Hand, damit dieser Griff nicht nur punktuell wirkt. Umkreisen Sie den Bauchnabel im Uhrzeigersinn. Beginnen Sie vom Bauchnabel aus mit Ihrer Hand in spiralförmigen Kreisbewegungen zu massieren und kehren Sie die Bewegung um, indem sie außen mit weiten Kreisen beginnen, die sich immer mehr dem Nabel nähern.

Dieser wohltuende Massagegriff schafft vor allem dann Erleichterung, wenn das Baby Bauchschmerzen hat, die auf Verdauungsprobleme und Blähungen zurückzuführen sind. Unwohlsein und Schmerzen durch Gasbildung im Darm treten häufig während der ersten drei Monate nach der Geburt auf. Der Bauch fühlt sich dann angespannt und hart an. Die Bauchmassage wirkt anregend auf die inneren Organe, sodass sich der kleine Bauch wieder entspannen kann.

Wechseln Sie diesen Massagegriff mit dem folgenden Massagegriff ab, der dem Element Wasser zugeordnet wird.

Bei Chandra, dem Mond, fahren Sie mit Ihrer linken Hand im Uhrzeigersinn einmal unterhalb des Rippenbogens halbmondförmig mit weicher Hand entlang.

Wenden Sie den Massagegriff *Surya* dreimal an, dann einmal *Chandra*, und wiederholen Sie das Ganze dreimal hintereinander.

Drücken Sie zum Abschluss zwei Energiepunkte, die sich etwa einen Querfingerbreit seitlich neben dem Bauchnabel befinden.

Kreisen Sie sanft auf Basti-Marma unterhalb des Bauchnabels (eine schematische Übersicht über die so genannten Marma-Punkte finden Sie auf S. 127 ff. in dem Kapitel »Die Marma-Punkte in der Ayurvedischen Babymassage«).

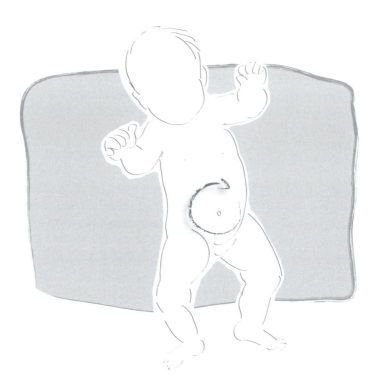

Zur Lage des Kindes

Das Baby liegt auf dem Rücken. Beine und Füße des Kindes zeigen in Ihre Richtung.

Wie oft wird der Griff angewendet?

Umkreisen Sie den Bauchnabel im Uhrzeigersinn dreimal, wechseln Sie diesen Massagegriff mit dem Massagegriff Chandra ab. (Mehr dazu in dem Kapitel »Bauchmassage«, S. 132 ff.)

An welchen Körperstellen wird dieser Griff angewendet?

Auf dem Bauch.

Zur Wirkung

- Wärmt.
- Die Muskeln werden entspannt und Verkrampfungen gelöst.
- Unterstützt und stimuliert die Funktion des Magen-Darmtrakts.
- Reduziert Vata und Unruhe.
- Stärkt das Immunsystem.

*Das Element Feuer: Niemand repräsentiert es
in der indischen Mythologie
so deutlich wie Shiva selbst –
als die lodernde Flamme des Lebens,
die in uns allen brennt.*

vāyu – **Das Element Luft**

Der Wind vermittelt am besten die Präsenz des Elementes Luft. Wind kann als eine leichte, warme Brise an einem Sommertag auftreten oder als kalter, peitschender Sturm übers Land fegen. Dieses unsichtbare »Nichts« weht die Blätter von den Bäumen, transportiert die Samen, trocknet und bringt den Regen. Ohne die Luft wüssten wir nicht, wie Rosen duften.

Luft ist das Lebenselixier aller höheren Organismen auf unserem Planeten. Denken Sie an das Bild des Neugeborenen, das in die Welt kommt und jenen ersten Atemzug macht, dem viele, viele weitere folgen, so lange, wie Lebenskraft in ihm fließt, bis zu seinem letzten Atemzug.

In vielen Kulturen ist Luft mehr als ein atembares Gas: Sie wird mit Geist und Energie gleichgesetzt. »Prana« heißt im Indischen »Atem«. »Pranayama« bezeichnet die verschiedenen Atemtechniken, die im Yoga eine bedeutende Rolle spielen.

Der Atem, in dem die östliche Mystik die kosmische Urenergie verkörpert sieht, steigert die körperlichen, geistigen und seelischen Kräfte und reinigt den Körper. Die Atmung verändert sich, wenn wir aufgeregt sind, wenn wir weinen oder lachen.

Idiomatisch kommt das Element Luft in folgenden Wendungen zum Ausdruck: »sich Luft machen«, »mir stockt der Atem«, »endlich wieder richtig durchatmen können«.

Massagegriffe zum Element Luft

In Indien ist es Tradition, dass bewährte Rituale den Säugling unmittelbar nach der Geburt erwarten. Sobald das Baby abgenabelt ist, werden seine Reflexe überprüft. Anschließend fächelt man dem Kind nach alter ayurvedischer Art mit zusammengestecktem Schilfrohr oder einem Gesteck aus Bananenblättern Wind zu. Dies bewirkt, dass das Neugeborene einen tiefen Atemzug nimmt.

Massagegriffe, die zum Element Luft gehören, regen das Baby an, tief ein- und auszuatmen. Der Überkreuzgriff im Brust- und Rückenbereich ist der Basisgriff. Griffe, die zum Element Luft zählen, können aber auch einen spielerischen Aspekt in die Massage bringen. Dies sind überwiegend sanfte Massagebewegungen. Hier stehen Spaß und Freude im Vordergrund. Fröhlich sein, Spielen und Lachen entstehen meist bei den Berührungen aus dem Element Luft. Dem Baby zärtlich am Haaransatz entlangzupusten, gehört genauso zu einer Massageberührung aus dem Element Luft wie wenn wir ihm mit einem Tuch Wind zufächeln. Dergleichen bewirkt Lebensfreude und Leichtigkeit und fördert die Kommunikation zwischen Mutter und Kind. Die Atmung wird vertieft, sodass Entspannung stattfinden kann. Ein Gleichgewicht zwischen Anspannung und Entspannung in der Massage beeinflusst die Atmung positiv und lässt so einen gesunden Atemrhythmus entstehen. Die Lebenskräfte werden angeregt.

Begleiten Sie die Massagebewegungen rhythmisch, indem Sie die Bewegungen mehrmals ruhig und gelassen wiederholen. Bewegen Sie sich auch selbst im sanften Rhythmus der Massage und im Einklang mit Ihrem Kind. Lassen Sie die Massage für sich und Ihr Baby zum Vergnügen werden.

Die unseren Körper umhüllende Haut stellt die Grenze zwischen innen und außen dar. Die Haut spielt eine wichtige Rolle in unserem Immunsystem und sie ist unser größtes Sinnes- und Atmungsorgan. Zarte Reize der Haut haben einen stärkenden Effekt auf das Immunsystem. Je kleiner ein Kind ist, desto bedeutungsvoller sind der Kontakt und die Sprache von Haut zu Haut.

Lassen Sie ein Gespräch entstehen zwischen Hand und Haut. Massagegriffe aus dem Element Luft regen ein lebendiges Miteinander an. Was könnten sie anderes sein als ein Ausdruck von Liebe?

1. Massagegriff: Sandhi, Überkreuz

»Sandhi« wird auch Sternengriff genannt. Legen Sie Ihre Hand in Höhe des linken Hüftknochens auf und massieren Sie Ihr Baby von dort ausgehend über die Brust bis hin zur gegenüberliegenden Schulter, ohne dabei die Bauchmitte mit zu massieren. Wiederholen Sie diese Bewegung entsprechend auf der rechten Körperseite, sodass ein Überkreuzgriff entsteht. Massieren Sie den Brustkorb mit langsamen, ruhigen und fließenden Bewegungen. Wiederholen Sie diese Massagegriffe mehrmals hintereinander, im Wechsel. Die Überkreuzbewegung trifft den Marma-Punkt *Hridaya Marma*, der in der Mitte des Brustkorbs liegt, zwischen den Brustwarzen. *Hridaya Marma* reguliert Herz und Kreislauf. Die Überkreuzbewegung in der Brustkorbmassage regt das Baby dazu an, tief ein- und auszuatmen. (Das Thema »Marma-Punkte« behandle ich in dem Kapitel »Die Marma-Punkte in der Ayurvedischen Babymassage« eingehend, siehe S. 127 ff.)

Diesen Griff können Sie auch in der Rückenmassage anwenden. Eine Hand bleibt immer am Körper des Babys, das gibt dem Baby Sicherheit.

Legen Sie zum Abschluss dieser Massage eine Hand sanft auf den Kopf des Babys, die andere Hand ruht auf *Hridaya Marma*, dadurch bringen Sie Herz und Kopf in Harmonie.

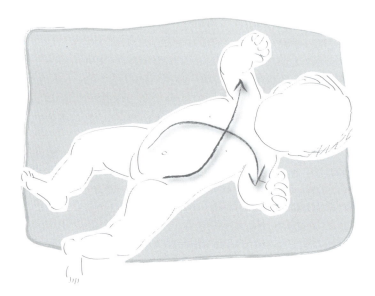

Zur Lage des Kindes

Für den ersten Überkreuzgriff liegt das Baby auf dem Rücken, die Beine und Füße sind Ihnen zugewendet. Für die Rückenmassage liegt das Baby auf dem Bauch. Es liegt entweder quer vor Ihnen auf einer Unterlage oder Sie nehmen den Langsitz ein und legen Ihr Kind quer über Ihre ausgestreckten Beine auf Ihre Oberschenkel. Der Kopf ist zur Seite gedreht. Drehen Sie ihn während der Rückenmassage nach einiger Zeit vorsichtig auf die andere Seite, damit die Rückenmuskulatur gleichmäßig belastet wird.

Wie oft wird der Griff angewendet?

Führen Sie die Bewegung auf jeder Seite viermal abwechselnd durch.

An welchen Körperstellen wird dieser Griff angewendet?

Im Brust- und Rückenbereich.

Zur Wirkung

- Das Kind wird dazu angeregt, tief ein- und auszuatmen.
- Im Ayurveda geht man davon aus, dass Schleimansammlungen zuerst im Magen entstehen, durch eine Disharmonie von Kapha, einen Überschuss an Erde und Wasser. Dies bewirkt ein langsames, träges Arbeiten der Verdauungsorgane. Massagegriffe, die dem Element Luft zugeordnet werden, regen das Verdauungsfeuer an. Durch einen erhöhten Stoffwechsel wird dann ein allgemeiner Regenerationsprozess im Körper angeregt. Deswegen wird dieser Überkreuzgriff bei der Ganzkörpermassage nach der Bauch-, Arm- und Beinmassage auch noch einmal im Rückenbereich angewendet. Dies bewirkt eine Reinigung und Stärkung des gesamten Atmungssystems.
- Dieser Massagegriff führt zu einer tiefen Entspannung.
- Das Sonnengeflecht wird gelockert.

2. Massagegriff: Vijana, Wind fächeln oder pusten

Beugen Sie sich ein wenig nach vorne, sodass Sie einen guten Blickkontakt zu Ihrem Baby herstellen können. Stellen Sie eine Verbindung her, indem Sie einige Atemzüge lang im Gleichklang mit Ihrem Kind atmen. Legen Sie eine Hand auf den Kopf des Babys und pusten Sie sanft wie ein feiner Windhauch am Haaransatz entlang. Alle Sinnesorgane werden durch den leichten Windhauch sensibilisiert.

Massieren Sie im Anschluss sanft und kurz die kleinen Ohren des Babys, indem Sie sie zwischen Ihre Finger nehmen. Lassen Sie dann mit leichtem bis mittlerem Druck die Finger auf den Schläfen ruhen und auf *Utkshepa Marma* (siehe S. 128) kreisen. Dies lindert Unruhe und Schlaflosigkeit.

In der Kopf- und Gesichtsmassage »Shirobhyanga« kann das Windfächeln oder Pusten ein fester Bestandteil der Massage sein.

Zur Lage des Kindes

Das Baby liegt in der Rückenlage und kann Sie gut sehen. Jedoch können Sie beispielsweise bei einer Teilmassage oder einer Massagegeschichte das Pusten und Windfächeln wunderbar in der Bauchlage anwenden. Achten Sie darauf, dass sich das Baby nicht erschreckt, Sie haben in dieser Lage keinen Blickkontakt. Teilen Sie ihm mit, dass Sie ihm Wind zufächeln.

Wie oft wird der Griff angewendet?

Mehrmals hintereinander, achten Sie unbedingt auf die Reaktion Ihres Babys.

An welchen Körperstellen wird dieser Griff angewendet?

Am Haaransatz, im Schulterbereich, auf dem Bauch, dem Rücken und an den Armen.

Zur Wirkung

- Vertieft die Atmung.
- Bringt eine spielerische Leichtigkeit in die Massage.
- Entspannt den gesamten Körper.
- Regt die Lebensfreude an.
- Macht Spaß.
- Sensibilisiert die Sinnesorgane.
- Lindert Unruhe.
- Gibt Vertrauen.

3. Massagegriff: Vayu, der Wind

Geben Sie für die folgende Massage erwärmtes Öl in Ihre Handflächen. Nachdem Sie es gut in Ihren Händen verteilt haben, legen Sie die Außenkanten Ihrer Hände flach unterhalb des Rippenbogens bei Ihrem Baby auf. Streichen Sie abwechselnd mit der rechten und der linken Hand in Richtung Leisten. Der kleine Bauch darf sich dabei wie bei einem Windhauch nach innen bewegen.

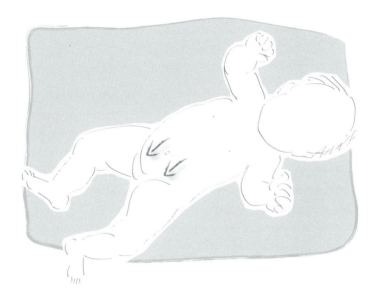

Zur Lage des Kindes

Das Baby liegt in der Rückenlage, Blickkontakt ist möglich.

Wie oft wird der Griff angewendet?

Führen Sie diese Bewegung mit jeder Hand abwechselnd viermal aus.

An welchen Körperstellen wird dieser Griff angewendet?

Auf dem Bauch, beginnen Sie unterhalb des Rippenbogens.

Zur Wirkung

- Vertieft die Atmung.
- Lindert Blähungen.

4. Massagegriff: Hridayam, das Herz öffnen

Legen Sie Ihre Handinnenflächen aneinander und halten Sie die Hände in dieser Stellung vor die Brust Ihres Kindes. Öffnen Sie langsam Ihre Hände, beginnend vom kleinen Finger bis zum Daumen, und streichen Sie dann behutsam und langsam mit Ihren flachen Händen von der Brustmitte aus in Richtung Oberarme, so als wollten Sie den Brustraum Ihres Kindes vergrößern. Mit den Fingerspitzen berühren Sie am Ende dieser Bewegung die Schultern Ihres Babys. Kommen Sie dann zurück zur Brustmitte und beginnen Sie von Neuem, indem Sie Ihre Hände falten.

Die Hände arbeiten synchron, auch wenn sie sich in unterschiedliche Richtungen bewegen, das heißt in Richtung des rechten und des linken Armes. Streichen Sie sanft über das Sonnengeflecht in der Mitte des Brustbeins, hier befindet sich das *Hridaya Marma*. Dieser Punkt reguliert das Herz-Chakra und harmonisiert *Prana Vata*, das Element Luft im Körper, indem es den Lungenbereich entspannt.

Wiederholen Sie das Ausstreichen des Brustbereiches und legen Sie immer wieder vor jedem neuen Massagegriff Ihre eigenen Handinnenflächen zusammen, damit harmonisieren Sie Ihren eigenen Körper. Dieses so genannte Händefalten erinnert an eine Gebetshaltung und ist eine sehr alte Methode, sich selbst ins Gleichgewicht zu bringen. Hier wird deutlich, dass die Massage nie einseitig wirkt, sondern auch die massierende Person immer eine tiefe Wirkung erfährt. Auch Sie selbst fühlen sich nach der Massage anders. Jede Massage ist ein Geben und Nehmen. Doch um ganz viel geben zu können, müssen wir auch die tiefe innere Bereitschaft mitbringen, zu nehmen. Das eine geht nicht ohne das andere. Wir brauchen dieses Gleichgewicht. Entwickeln Sie die Bereitschaft, dass auch Sie selbst durch die Massage genährt werden. Je mehr Sie zulassen, je mehr Freude, je mehr Lust Sie haben, je mehr Sie Ja zum Leben sagen, desto mehr kommt bei Ihrem Kind an, denn all das, was wir selbst empfangen, empfängt unser Kind.

Wenn wir unsere Gefühle zulassen, wenn wir die Dinge nicht bewerten und alles in uns ungehindert fließen darf, hören wir auf, über den Kopf zu fühlen und über den Kopf zu massieren. Es gibt dann keine Ansammlung einzelner Gefühle und einzelner Massagegriffe mehr. Wir sind ein Fühlen, das seine Qualität von Augenblick zu Augenblick verändert, und jeder Augenblick verfügt über eine Fülle von Nuancen. Es gibt dann keinen Unterschied mehr zwischen Geben und Nehmen. Denn ein Geben ist immer auch ein Nehmen und ein Nehmen immer auch ein Geben.

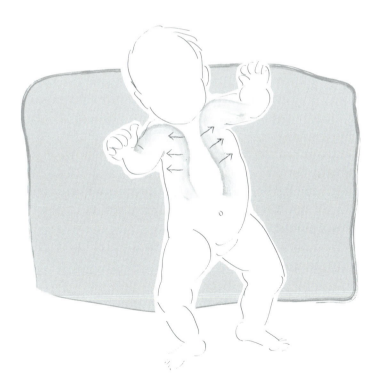

Zur Lage des Kindes

Das Baby liegt auf dem Rücken. Beine und Füße zeigen in Ihre Richtung. Das Gesicht des Babys ist Ihnen zugewandt.

Wie oft wird der Griff angewendet?

Wiederholen Sie sechsmal diese kräftigende Synchronbewegung.

An welchen Körperstellen wird dieser Griff angewendet?

Brust und Schulterbereich werden bis zu den Oberarmen ausgestrichen.

Zur Wirkung

- Die Brustmassage hat eine öffnende Wirkung und erweitert den gesamten Oberkörper und die Schultern, dies hat eine positive Wirkung auf die Körperhaltung.
- Mit dieser Massage kann viel Raum im Brustbereich entstehen.
- Die Atmung wird vertieft.
- Diese Massage kann bei Verschleimung der Atemwege Erleichterung schaffen, nehmen Sie zur Unterstützung des Heilungsprozesses ein entsprechendes Öl.
- Die Brustmassage fördert die Durchblutung.

Das Element Luft: Hanuman, Sohn des Windes, verkörpert dieses Element mit seiner kraftvollen Hingabe. Wie die Manifestation des Windes – beweglich und doch nicht fassbar – kann er sich selbst überwinden aus Liebe zu Gott.

(Aus dem Ramayana, einem indischen Epos.)

ākāśa – **Das Element Äther**

Von dem fünften Element, dem Äther, kann man wenig sagen, weil es unseren Sinnen, so wie Feuer, Luft, Erde und Wasser, nicht zugänglich ist. Der Äther wird als das feinstoffliche Element bezeichnet. Das heißt, er ist unsichtbar, geruchlos und nicht fassbar. Da im Yoga und im Ayurveda die Begriffe in Sanskrit genannt werden, möchte ich, um Ihnen ein tieferes Verständnis dieses fünften Elements zu vermitteln, das Wort »akasa« erläutern. Akasa bedeutet »Äther«, es lässt sich mit »Leerer Raum« oder »Umfang« übersetzen. Der Mensch birgt *akasa* in seinem Herzen oder in seiner Psyche, aber dieser wundersame, geheimnisvolle Raum hat keine »sinnliche« Bedeutung wie die vier anderen Elemente. Es ist das Element, welches die Qualität in der Massage bestimmt. Es steht für die innere Haltung, die wir einnehmen, und für unsere Gedanken, während wir massieren. Es ist die Präsenz und die Empathie, die möglich werden. Herzenswärme, Achtsamkeit und tiefer Respekt können einen Raum in uns öffnen, in dem die Intuition wohnt und in dem nichts anderes als Liebe fließt.

Die innere und äußere Haltung

Der Weg zum Herzen beginnt über den Körper. Die äußere Haltung ist eine aufrechte Sitzhaltung, in der Sie sich gut fühlen, die angenehm für Ihren Körper ist. Wenn Sie Ihren Körper aufrichten (äußere Haltung), richten Sie sich auch innerlich auf (innere Haltung), dies führt zur Aufmerksamkeit.

Das Spüren unseres Atems hilft uns, mit uns selbst und mit unserem eigenen Körper sowie mit unseren Gefühlen in Kontakt zu kommen. Atmen hilft, bewusst und gesammelt zu bleiben. Es gibt uns Gelegenheit, einen Augenblick in uns hineinzuspüren, bevor wir auf etwas reagieren. Gesammelt sein, mit unseren Gedanken bei unserem Kind sein und nicht bei der Einkaufsliste oder bei dem, was sonst noch zu erledigen ist, auch das letzte Telefongespräch lassen wir hinter uns.

Unsere innere Haltung ist Aufmerksamkeit. Aufmerksamkeit ist eine naturgegebene Kraft in uns Menschen, die wir aktivieren können. Aufmerksamkeit entsteht und offenbart sich in unserem Inneren. Ohne diese naturgegebene Kraft ist keine wirkliche Begegnung möglich. Mit dieser Haltung, dieser ungeteilten Aufmerksamkeit betrachten wir unser Kind. Dabei entstehen Fürsorge und Herzenswärme, Achtsamkeit und tiefer Respekt für jeden Teil seines Körpers. Betrachten wir seine kleinen Hände, die winzigen Fingernägel. Betrachten wir unser Kind möglicherweise mit einem Blick, als würden wir es zum allerersten Mal anschauen, so, als wollten wir alles in Erinnerung behalten, uns jeden Teil seines Körpers einprägen, um ihn nie wieder zu vergessen. Und tatsächlich, dieser Augenblick kommt nie wieder, er ist einzigartig.

Wenn Sie genau diesen Moment auskosten, werden Sie nie das Gefühl haben, etwas versäumt zu haben. Und wenn die Zeit gekommen ist, können Sie Ihr Kind sehr viel einfacher loslassen.

Kinder lehren uns Vertrauen, indem sie sich uns vertrauensvoll in jedem Moment ihres Kinderdaseins hingeben, sie helfen uns, mit unserem eigenen Vertrauen in Kontakt zu kommen. Indem wir ein Kind bedingungslos in seinem Kindsein akzeptieren, so, wie es ist, lassen wir eine tiefe Akzeptanz in uns entstehen, für das, was ist. Wenn das Baby mit den Beinen strampelt, strampelt es mit den Beinen. Wenn das kleine Bäuchlein sich hart anfühlt, fühlt es sich in diesem Moment hart an, nichts weiter, weder interpretieren wir die Dinge noch diagnostizieren wir etwas, sondern wir akzeptieren, dass dies im Moment so ist und zu seiner Entwicklung und zu seinem Wachsen dazugehört. Es ist, was es ist, nicht mehr, aber auch nicht weniger. Hören wir für einen Moment auf zu bewerten, dass es gut oder schlecht sei.

Zur Wirkung

- Tiefe Begegnung zwischen Mutter und Kind.
- Gibt Vertrauen ins Leben.
- Lässt Einfühlsamkeit und Friedensfähigkeit entstehen.
- Selbstwert erwacht.
- Selbstbewusstsein entsteht.

Das Element Äther: Brahman im Element Äther finden – als ein großes, unendliches, sinnloses Glück, das in allen Menschen lebt und, einmal zum Leben erwacht, alle Welt daran teilhaben lässt; je mehr daran teilhaben, desto größer und unvergänglicher wird es. Das ist die Liebe, die nie vergeht, und es gibt nichts Intelligenteres als sie, denn sie erkennt nichts mehr, was ihr, der Liebe, nicht wert wäre.

(Mataji)

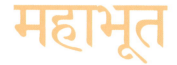

Massagemenü

Nahrung für Körper und Seele

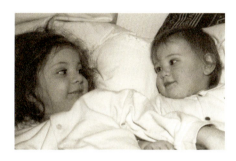

*Je stärker das Bewusstsein verfeinert wird,
desto größer wird die Übereinstimmung
mit der natürlichen Welt.*
Der 14. Dalai Lama

Massage weckt in uns alte Erinnerungen, vertraute, vorgeburtliche Gefühle. Schritt für Schritt in einem elementaren, natürlichen Prozess wird das Kind aufgrund der Gebärmutterkontraktionen im Geburtskanal vorwärtsgeschoben. Diese Kontraktionen, die den kleinen Körper zunächst fest umschließen, um ihn dann einen Moment später wieder loszulassen, sind der Massage sehr ähnlich. Die kontrahierende Gebärmutter drückt gegen den kindlichen Körper und presst ihn vorwärts.

Im Laufe des Geburtsprozesses werden die Bewegungen der Gebärmutter stärker, sodass das Kind erste Erfahrungen, von sanfter bis fester Berührung, von Umarmung bis hin zum festen Zusammendrücken seines Körpers, macht. Es bekommt einen ersten Eindruck von muskulärer Kraft. So ist ihm Massage vertraut, bevor es das Licht dieser Welt erblickt.

Alle Säugetiere, aber auch alle Menschen sichern ihr Überleben auf ähnliche Weise. Ohne ausreichenden Hautkontakt drosselt unser Organismus seinen Stoffwechsel, um längere Zeit Reserven bereitzuhalten. Dauert dieser Zustand an, mangelt es dem Säugling an geistiger und seelischer Nahrung. Psychische Störungen sind eine unausweichliche Folge, deren körperliche Reaktion sogar Krankheiten verursachen kann. In der Tierwelt wird immer wieder eindrucksvoll gezeigt, wie wichtig der Hautkontakt zum Überleben ist. Aus Tierfilmen beispielsweise kennen wir Bilder, wie das Muttertier das gerade geborene und noch unbeholfene Junge unmittelbar nach der Geburt mit der Zunge intensiv ableckt und reibt. Wissenschaftliche Untersuchungen belegen, dass das Neugeborene ohne diese »Massage« nicht überleben würde.

Babymassage wirkt sich positiv auf die körperliche und die seelisch-emotionale Entwicklung des Babys aus. Der nahe Körperkontakt und die Berührung zwischen Mutter und Baby haben darüber hinaus auch auf den weiblichen Körper eine positive Wirkung, da sie die Produktion von Prolaktin anregen. Prolaktin ist das Hormon, das für die mütterliche Zuwendung zuständig ist und die Milchbildung fördert.

Neue wissenschaftliche Erkenntnisse zeigen, dass der Harnstoff des Babys Informationen enthält, die, sobald sie mit der Mutter in Kontakt kommen, die Zusammensetzung der Muttermilch auf die momentanen Bedürfnisse des Babys einstellt und gegebenenfalls verändert. Das heißt, die im Urin enthaltenen »Botenstoffe« kommunizieren über den nahen Körperkontakt mit der Mutter.

Auch die Entwicklung des Nervensystems beim Neugeborenen wird durch Hautstimulation, durch Wiegen und Körperwärme maßgeblich beeinflusst. Massage hilft dem Neugeborenen, das Geburtserlebnis zu verarbeiten. Zärtliche und spielerische Berührung wirkt sich zudem immer positiv auf die Beziehung zwischen Eltern und Kind aus.

Berühren, Streicheln, Kneten, ausstreichende und kreisende, sanfte und andrückende Bewegungen setzen über die Haut auf Muskeln, Sehnen und Knochen bei dem Neugeborenen einen fruchtbaren Prozess in Gang.

Zusammengefasst lässt sich die Wirkung der Babymassage wie folgt beschreiben:
- Die Entwicklung von Magen- und Darmfunktion wird angeregt.
- Babymassage hilft gegen Blähungen.
- Sie stärkt die Muskeln.
- Sie fördert die motorische Entwicklung Ihres Kindes.
- Babymassage regt die Durchblutung und den Kreislauf an.
- Sie festigt die Haut und das Gewebe.
- Sie harmonisiert die Organtätigkeit.
- Sie stärkt das Immunsystem.

- Babymassage kann zur Linderung bei Allergien beitragen (ich habe positive Erfahrungen bei Neurodermitis-Kindern gemacht).
- Sie führt zur Entspannung des vegetativen Nervensystems.
- Babymassage lässt die Atmung tiefer werden und kann Verschleimungen lösen.
- Sie unterstützt die Entwicklung des Körperbewusstseins.
- Sie stärkt das Selbstwertgefühl.
- Durch die Babymassage lernen Sie den Körper Ihres Kindes genau kennen, Sie nehmen schneller Veränderungen und Krankheiten wahr.
- Die Sprachentwicklung wird durch die bewusste Zuwendung und Körperstimulation gefördert.
- Das Bewusstsein von sich selbst als Individuum, die persönliche Identität, wird durch einen frühen Körperkontakt zwischen Eltern und Kind erworben.

Babymassage ist eine wunderbare Möglichkeit, Ihr Kind willkommen zu heißen und es weit über das rein körperliche Empfinden hinaus zu nähren und seine Entwicklung mit Freude und Liebe zu unterstützen.

Massagegeschichten

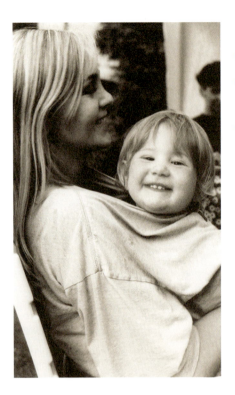

Der Körper als Quelle des Erlebens und warum der Rhythmus in der Massagegeschichte so wohltuend ist

*Hände und Sprache
lassen Geschichten entstehen
über das Lebendigsein
und dürfen auch
unter die Haut gehen.*

Kinder lieben Geschichten. Kinder lieben Spiele. Kinder lieben Reime. Kinder lieben Wiederholungen. Kinder lieben einfühlsame Berührung. Kinder lieben, wenn es kribbelt und krabbelt, kalt und warm wird. Kinder lieben das Leben, und Kinder leben den Augenblick.

Die ersten drei Jahre besitzen eine einzigartige Stellung im ganzen Lebenslauf, nicht nur im Dasein des Kindes. Dass wir die Erinnerung an sie nicht im Bewusstsein tragen, ändert an dieser Tatsache nichts: In unserem Menschsein, unserem Schicksal lebt diese dem Gedächtnis entzogene Lebensepoche. Nie waren wir so den Eindrücken aus der Umwelt ausgesetzt. Nie wieder dürfen wir den Vorgängen im eigenen Körper so hingegeben sein.

Frans Carlgren

Damit eine Massagegeschichte die Seelen- und die Körperkräfte des Kindes stärkt, braucht es einfühlsame Hände, Gedichte, Reime und Verse, Rhythmus und Fantasie und natürlich eine Prise Humor, gepaart mit ganz viel Liebe.

Unter Rhythmus verstehen wir eine regelmäßig wiederkehrende Bewegung. Unser Leben ist geprägt von Rhythmen: Tag und Nacht, Schlafen und Wachen, der Mondzyklus, die Jahreszeiten und vieles mehr.

Der menschliche Körper bewegt sich jeden Moment des Lebens in einem Rhythmus. Wir können dem natürlichen Rhythmus in uns über die Atmung folgen und somit über die Ein- und Ausatmung, Anspannung und Entspannung ein Gleichgewicht finden. Das Baby ist vertraut mit Rhythmus, es kennt den Herz- und den Atemrhythmus der Mutter noch von der Zeit im Mutterleib. Schon früh kann man erkennen, dass Babys und kleine Kinder den Rhythmus von Reimen mögen und dass sie die Wiederholungen desselben Verses lieben. Durch Wiederholungen werden Erfahrungen im Gehirn gespeichert. Es ist wichtig, dem Baby immer wieder dieselben Lieder vorzusingen und dieselben Fingerspiele mit ihm zu spielen, dieselben Massagegeschichten zu erzählen, mit genau den gleichen Körperberührungen, damit es sie wiedererkennt, behalten und nachahmen kann. Diese Form von Spiel in multisensorischer Kombination, das heißt fühlen, hören, sehen, riechen, wird zu einer ganzheitlichen Sinneserfahrung. Rhythmische Bewegungen fördern die geistige, seelische und körperliche Entwicklung. Das Kind entwickelt sprachliche Fähigkeiten. Es macht positive, schöne und lustige Erfahrungen mit seinem Körper, wenn die Hände oder Finger der Mutter auf den Schultern spazierengehen, hüpfen oder tanzen. Wenn eine Sonne in kreisenden Bewegungen warm und rot auf dem Rücken erwacht oder ein zarter, kühler Windhauch auf der Haut spürbar wird. Das alles darf Spaß machen, und der Fantasie sind keine Grenzen gesetzt.

Die Berührung jedoch in einer Massagegeschichte darf das Kind niemals verletzen, auch wenn die Stimmung einmal etwas ausgelassener wird. Wir alle kennen angenehme und unangenehme Berührungen. Beispielsweise lacht ein Kind oft, wenn es gekitzelt oder gekniffen wird. Beim achtsamen Beisammensein werden Sie jedoch bemerken, dass auch Lachen ein Zeichen des Unbehagens und kein Vergnügen ausdrücken kann. Die meisten Babys reagieren angespannt, wenn sie gekitzelt werden, sie ziehen ihre Beinchen hoch. Es ist wichtig, dass das Baby die Art der Berührung bestimmt und dass man die Zeichen, die es von sich gibt, wahrnimmt.

Der Körper ist der Ausgangspunkt. In Anlehnung an musikalische Begriffe könnten wir sagen, der Körper ist das Instrument, und die Hände können ihn zum Klingen bringen, sodass auch die Seelenkräfte mitschwingen. Der Rhythmus in den Massagebewegungen schafft erst einen Zugang zum Körper und macht die Massage damit lebendig.

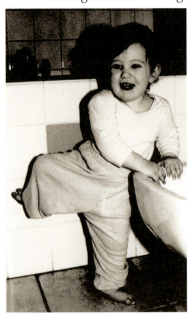

Rhythmus gibt dem Baby Sicherheit, es kommt etwas in einer bestimmten Zeit wieder und ist dadurch vorhersehbar. Wiederholung lässt etwas vertraut werden.

Kinder, die viel Rhythmus erfahren, entwickeln ein gesundes und starkes Selbstvertrauen. Zum Rhythmus gehört das Gleichgewicht. Sie sollten jedoch unbedingt wissen, dass zu lange Aktiv- oder Passivphasen unser Wohlbefinden stören. So hat zum Beispiel eine ausschließlich sitzende Tätigkeit ohne Ausgleichsaktivität Muskelverspannungen und möglicherweise langfristige Haltungsschäden zur Folge. Auch das Baby braucht einen Ausgleich, denn genauso wichtig wie unsere Beschäftigung mit dem Baby ist die Zeit, die wir ihm lassen, um ganz mit sich selbst zu sein. So kann es seinen Körper entdecken und mit seiner Stimme experimentieren und seine schon erlernten Fähigkeiten im selbstständigen Umgang ausprobieren.

Die Sprache in der Massagegeschichte

Sobald das Kind seine eigene Stimme entdeckt hat, probiert es unterschiedliche Laute aus, die ersten Töne entstehen. Irgendwann formt es sein erstes, für Eltern oft unvergessenes Wort. Die Sprache eines Kleinkindes hört sich reizend an, und vielleicht sind wir als Erwachsene oft in Versuchung, diese Sprache zu übernehmen, wenn wir mit dem Kind kommunizieren. Jedoch sollten wir davon absehen. Das Kind übernimmt die Art unseres Vorsprechens. Am Vorbild einer deutlichen und kultivierten Sprechweise können sich Kinder entwickeln und orientieren. Dies prägt nicht nur die Sprache des Kindes, sondern wirkt auf den gesamten Menschen. Einzelne Worte und Sätze werden sein Interesse wecken, jedoch ist es auch der Klang Ihrer Stimme, dem das Baby mit voller Aufmerksamkeit lauscht. Die Sprachgeste des Erwachsenen beeindruckt tiefer als der Inhalt seiner Worte.

Haben Sie schon einmal mit Ihrer Stimme gespielt, um die Aufmerksamkeit Ihres Kindes aufrechtzuerhalten? Vielleicht wurde Ihnen dabei bewusst, dass wir unterschiedliche Grundsprecharten benutzen. Wir können monoton, dramatisch, pastoral oder dynamisch sprechen. Sprechen wir monoton, wirkt dies auf Dauer einschläfernd. Die dramatische Sprechart kann sehr anstrengend für den Zuhörer werden. Die pastorale Art wirkt ermüdend. Bei der dynamischen Sprechart kann das Kind aufmerksam bleiben, daher ist sie optimal für die Massagegeschichte geeignet. Wollen Sie dagegen, dass Ihr Kind einschläft, lassen Sie Ihre Stimme ein wenig monotoner werden.

Auch wenn Ihr Kind schon über einen großen Wortschatz verfügt und gut verstehen kann, was Sie ihm sagen, ist die Art und Weise, wie Sie es sagen, von großer Bedeutung. Wesentlich ist die Art der Betonung, die Körperhaltung, der Gesichtsausdruck, das, was die Kommunikation ausmacht, und das, was Sie wirklich sagen. Der Körper lügt nicht. Kinder entwickeln sich zu regelrechten Sprach- und Wahrnehmungsexperten und sie hören und erkennen über die Stimme, die Körperhaltung und die Gestik die momentane Stimmung ihrer Eltern. Auch wenn Sie Ihre augenblickliche Gefühlslage überspielen wollen, Ihr Kind hört und fühlt, ob Sie im Augenblick gut gelaunt oder eher müde sind. Es entwickelt schon in den ersten Lebenswochen nach der Geburt hoch sensible Wahrnehmungskanäle gegenüber seinen Eltern oder engsten Bezugspersonen.

Körperkontakt ist eine grundlegende Art der Verständigung in der gesamten Zeit des Babyalters zwischen Eltern und Kind. Auch alltägliche Handlungen wie das Wickeln, Säubern und Anziehen Ihres Babys können zu einer spielerischen Kommunikation werden. Ihre Hände behandeln das Baby vertrauter und einfühlsamer.

Die Geschichte oder die Verse, die eine Massage begleiten, sollten immer stärkend auf die Lebenskräfte des Kindes wirken. Auch wenn es ein einfacher, vielleicht lustiger Reim ist. Wiederholen Sie langsam und deutlich immer wieder den gleichen Vers. Lassen Sie eine Verbindung entstehen zwischen der Massagebewegung und dem Versinhalt.

Vielleicht werden Sie erstaunt sein, wie viel Freude es machen kann, Sprache und Bewegung miteinander zu verbinden und welche Wirkung die Texte auch auf Sie selbst haben.

Folgende Verse lassen sich den Fünf Elementen zuordnen:

ERDE

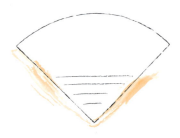

Ich wurzle gut.
Und wachse mit Mut.
Die Arme und Beine werden groß, von ganz alleine.
Und mein Bauch, schau her, ist niemals leer.
Auch mein Herz ist riesengroß und weit,
und für jedes Abenteuer bereit.
Mit beiden Füßen fest auf der Erde stehen,
und mit großen Augen die Welt ansehen.
Mein Rücken ganz aufrecht und beweglich zugleich,
so fühle ich mich wahrhaft glücklich und reich.
Ich wurzle gut.
Und wachse mit Mut.

WASSER

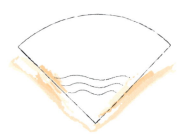

Lebendig wie der Felsenquell,
jeder Tropfen klar und hell.
Sein Fließen unaufhörlich und wieder,
durchströmt es wohlig meine Glieder.

Das Wesen des Wassers ist die Kraft,
die uns die Lebensfreude schafft.
Jeder Tropfen, wohin er auch fließt,
eines Tages im Meer sich ergießt.
Ob aus dem Bach, der Pfütze, getrocknet am Stein
kehrt er mit Sicherheit irgendwann heim.

FEUER

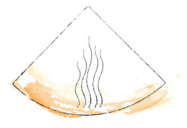

Lernbegierig kann ich ergreifen
die Dinge, durch die meine Sinne reifen.
Mit Menschenkraft lässt mein Bein sich bewegen,
durchwärmt dies Tun mit göttlichem Segen.
Dehn ich und streck ich meine Glieder,
tun sie es immer und immer wieder.
Durchströmt mich die Kraft, die dies lustvoll macht,
so ist das Element Feuer erwacht.

LUFT

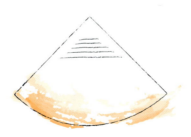

Wehende Winde, rauschendes Blatt,
leicht und beschwingt findet Zulassen statt.
Fühle ich deine Kraft in mir,
so bin ich beweglich und doch ganz hier.

Atme ich ein und atme ich aus,
ist das Gleichgewicht mein Zuhaus.
Geb ich mich dir vertrauensvoll hin,
bin ich ein veränderlich Ding.
Du hauchtest mir das Leben ein,
durch dich kann ich hier im Körper sein.

Ein Beispiel für die rhythmische Massage aus dem Element ERDE

Das Baby liegt in der Rückenlage. Sie beginnen mit einem Griff aus dem Element Erde. Dafür legen Sie Ihre Hände auf die Schultern des Kindes und verweilen dort einen Augenblick, bevor Sie mit dem ersten Satz beginnen.

Ich wurzle gut.

Die Bewegung Ihrer Hände beginnt erst bei dem zweiten Satz. Streichen Sie nun sehr langsam, aber mit kräftigem Druck die Arme von den Schultern ausgehend entlang in Richtung Hände.

Und wachse mit Mut.

Wiederholen Sie diese Bewegung, die aus dem Element Wasser stammt, ein zweites Mal.
    Im Anschluss daran wiederholen Sie denselben Griff auch an den Beinen, indem Sie die Oberschenkel in Richtung Füße ausstreichen.

Die Arme und Beine
werden groß, von ganz alleine.

Nun legen sich Ihre Hände auf den Bauch Ihres Kindes und umkreisen ihn in einer sanften Bewegung.

Und mein Bauch, schau her, ist niemals leer.

Die Hände wandern zum Herzen und umkreisen sanft den gesamten Brustbereich.

*Auch mein Herz ist riesengroß und weit,
und für jedes Abenteuer bereit.*

Die Hände umfassen die Füße.

*Mit beiden Füßen fest auf der Erde stehen,
und mit großen Augen die Welt ansehen.*

Streichen Sie über Schultern und Arme und halten Sie einen Moment die kleinen Hände des Kindes in Ihren Händen.
Streichen Sie jetzt über die Beine bis zu den Füßen und halten Sie einen Moment die Füße Ihres Kindes.

*Mein Rücken ganz aufrecht und beweglich zugleich,
so fühle ich mich wahrhaft glücklich und reich.*

Lassen Sie Freude in Ihrer Stimme mitschwingen bei diesem letzten Satz und versuchen Sie spätestens jetzt, Blickkontakt mit Ihrem Kind aufzunehmen.
Schaukeln Sie langsam und einfühlsam den kleinen Körper, Ihre Hände liegen rechts und links an den Körperseiten Ihres Babys.

*Ich wurzle gut.
Und wachse mit Mut.*

Geben Sie Ihrem Kind das beruhigende Gefühl, in guten Händen zu sein.

Geschichten sind Nahrung für die Seele

Ein kleines Mäuschen

*Ein kleines Mäuschen, wie man weiß,
läuft immer gern in einem Kreis,
auch mal rauf und auch mal runter,
putzt dabei ihr Mäulchen munter,
geht mal langsam, läuft mal schnell,
bleibt auch mal auf einer Stell,
doch wird es dann der Maus zu bunt,
dann läuft sie einfach wieder rund.*

Die Seelen- und Körperkräfte eines frühgeborenen Kindes können durch die folgenden Verse geweckt werden.

*Der zarte Rücken,
doch voller Kraft,
er hat den Weg
in diese Welt geschafft.
Nun braucht er Hände, die ihn führen
und die ihn liebevoll berühren.*

Die Tradition der Massage- oder Körpergeschichten ist schon sehr alt. Als ich selbst noch ein kleines Mädchen war, nahm meine Großmutter meine kleine Hand in ihre großen, warmen Hände und begann:

Das ist der Daumen,
Berührung des Daumens
der schüttelt die Pflaumen,
Zeigefinger
der hebt sie auf,
Mittelfinger
der bringt sie nach Haus
Ringfinger
und der kleine Wicht, der isst sie alle auf.
Kleiner Finger

Meine Großmutter war es auch, die mit uns Kindern Gebete sprach. Und niemand konnte, so kam es mir vor, so gut Märchen erzählen wie sie. Nie habe ich sie mit einem Buch erlebt. Sie erzählte frei, und die Worte, die sie fand, um die Geschichten zu beschreiben, schienen wirklich aus dieser Märchenwelt entsprungen zu sein und wurden lebendig.

Die Wahl der Worte und die Betonung durch den Erzähler können im Kind ein Gefühl von Geborgenheit oder von Angst auslösen. Die Fantasie des Kindes wird mit dem Erzählen angeregt, anders als bei vorgegebenen Bildern.

So hatte meine Großmutter auch immer ein Sprüchlein bereit, wenn wir uns verletzt hatten. Rhythmisch strich sie über meine Hand und wiederholte das Sprüchlein. Überzeugt davon, dass es hilft, wollte ich es immer und immer wieder hören. Schon als Kind war ich felsenfest davon überzeugt, dass ein feierlich gesprochenes Gebet eine Wirkung hat. Wir dürfen nicht vergessen, dass es Zeiten gab, noch vor denen meiner Großmutter, als das Zubereiten vieler Speisen von bestimmten Sprüchen begleitet wurde, besonders das Brotbacken. Kräuter wurden besungen, damit ihre Heilwirkung sich voll entfalten konnte!

Nach welchen Gesichtspunkten wählen wir eine Geschichte für besonders kleine Zuhörer aus? Das Kind erfühlt, was es noch nicht verstehen kann. Das Verhalten der Kinder gibt uns hier am ehesten Aufschluss. Sie erforschen freudig ihre Umwelt und entdecken immer wieder Neues. Sie gleichen den Helden in Märchen und Abenteuergeschichten, die ja auch ausziehen, um die Welt kennenzulernen.

So können wir kleine Geschichten erzählen. Körperteile können zu Helden werden und an Aufgaben und Abenteuern wachsen.

Ein Kind kann durch eine einfache Geschichte Vertrauen gewinnen. Die Geschichte selber verbindet Kinder und Erwachsene miteinander wie eine Brücke und schenkt Möglichkeiten, einander mitzuteilen. Sobald das Kind etwas größer wird, ist es ihm möglich, uns teilhaben zu lassen an dem, was in ihm vorgeht, durch seinen Gesichtsausdruck und die Fragen, die es uns vielleicht während einer Geschichte stellt, oder durch Wünsche, die es äußert. Solche Geschichten im Spiel und während körperlicher Berührung sind echtes Nehmen und Geben.

Klang

In meinen Kursen singen wir das *Gayatri-Mantra*, es eignet sich wunderbar zur Begleitung der Ayurvedischen Babymassage. Ein Mantra ist ein Vers, eine Silbe oder ein Wort, dessen Kraft in der Wiederholung liegt und in der sehr hohen rhythmischen Vibration. Seine tiefe Bedeutung liegt daher nicht nur in den Worten, sondern vor allem im Klang. Die Überlieferungen sind in den ältesten Schriften Indiens, den *Veden*, zu finden. Ihre Sprache ist Sanskrit. »Gayatri« wird als »die Mutter der Veden« übersetzt, die uns von der Schöpfung und unserem wahren Selbst erzählt. Singen Sie das *Gayatri-Mantra*, während Sie Ihr Baby massieren, so kann Lebensfreude erwachen. Jedes Lied, jeder Vers, den Sie mit Ihrem Baby singen, sollte stärkend auf die Lebenskräfte des Kindes wirken. Der Klang erreicht unseren Körper tiefer als unsere Hände. Die Klangwellen des Mantras fließen durch den Körper hindurch und bringen die Zellen in Einklang.

ॐ भूर्भुवः स्वः
तत्सवितुर्वरेण्यं
भर्गो देवस्य धीमहि
धियो यो नः प्रचोदयात्

OM BHUR BHUVAH SVAHA
TAT SAVITUR VARENIAM
BHARGO DEWASYA DHIMAHI
DHIYO YONAH PRACHODAYAT

Mit dem Gayatri-Mantra bitten wir die heilige Mutter der Veden um einen reinen Intellekt (*Shuddha-Sattwa-Buddhi*), der erkennt: *Aham Brahma Asmi – Ich bin Brahman, eins mit allem.*

Ganesha

Ganesha, auch bekannt als *Ganapathi,* ist der Sohn der Göttin *Parvati* und des großen Schöpfergottes *Shiva*. Die Hindus verehren *Ganesha* als eine der prominentesten und beliebtesten Gottheiten. »Ganah« wird mit »Vielheit« übersetzt und bedeutet »Gott aller Wesen«.

Ganesha ziert jeden Kinderaltar in Indien und hilft uns mit seiner bahnbrechenden Kraft, Hindernisse zu überwinden. Sobald wir ein Mantra zu Ehren *Ganeshas* singen, wecken wir diese bahnbrechende Kraft in uns. Er wird immer wieder mit Kindern in Zusammenhang gebracht, und Mütter singen für ihre Kinder Ganesha-Lieder. Zum Beispiel:

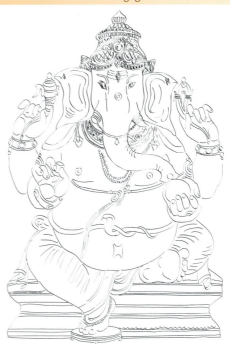

Jai Ganesha, jai Ganesha, jai Ganesha Deva,
Mata Teri Parvati Pita Mahadeva

Hoch lebe Ganesha,
Sohn von Parvati und dem großen Gott Shiva

Baby-Yoga

Zur Ayurvedischen Babymassage gehören einige *Asanas*, Yoga-Übungen, dazu. Sie lösen auf sanfte Weise Verspannungen, die Übungen wecken die Freude und die Lust an der Bewegung, sie fördern das Körperbewusstsein und vertiefen die Atmung. Ich empfehle Ihnen, das Kapitel »Massagegeschichten«, S. 82 ff., zu lesen, bevor Sie mit den Asanas beginnen.

Im Yoga werden die verschiedenen Körperhaltungen *Asanas* genannt, die einzelnen Bezeichnungen der unterschiedlichen Körperhaltungen stammen auch aus dem Sanskrit, der Sprache, in der die uralten, vedischen Überlieferungen der indischen Weisheitslehren verfasst sind. Hier sind die Ursprünge, die ältesten Schriften des Yoga und des Ayurveda begründet.

Parighasana

Das erste Asana bewirkt auf der physischen Ebene eine Dehnung im gesamten Brustbereich, da die Arme weit nach oben geführt werden. Die Beweglichkeit der Gelenke wird gesteigert. Die Dehnfähigkeit wird gefördert. Die Arme werden über Kreuz wieder zusammengeführt, sodass die Schultern und der Nackenbereich eine gute Dehnung erfahren. Die Thymusdrüse wird aktiviert. Das Überkreuzen der Arme löst Spannungen im Rücken, öffnet die Brust und befreit den Atem.

Das Kind liegt in der Rückenlage. Seine Beine und Füße zeigen in Ihre Richtung. Sein Gesicht ist Ihnen zugewandt, sodass Sie einander anschauen können. Halten Sie mit jeder Hand eine Hand Ihres Kindes. Suchen Sie Blickkontakt. Verschränken Sie seine Arme über der Brust. Verweilen Sie einen Moment in dieser Position.

Öffnen Sie jetzt die Arme des Kindes und strecken Sie diese weit zu den Körperseiten hin aus. Verweilen Sie wieder einen Moment in dieser Position, dann kreuzen Sie die Arme wieder über der Brust. Verweilen, dann wieder öffnen …

Achten Sie beim Überkreuzen darauf, dass einmal der rechte und dann wieder der linke Arm abwechselnd oben liegt.

Führen Sie dieses dynamische Asana in einem langsamen Rhythmus mehrmals hintereinander aus.

Verbinden Sie diese dynamische Bewegung mit Ihrer eigenen Atmung, indem Sie beim Einatmen die Arme des Kindes öffnen und weit nach hinten ausstrecken, beim Ausatmen führen Sie die Arme wieder zusammen.

Mit diesem Asana wird im Sinne des Rhythmisierens von innen und außen, von Sich-Öffnen und Wieder-Schließen ein Gleichgewicht hergestellt. Die Arme weit ausbreiten und wieder zusammenführen. Sich der Welt öffnen und wieder zu sich zurückkehren. Außenwelt – Innenwelt. Das Kind erfährt eine Entwicklung der Wahrnehmung. Es entwickelt eine Beziehung zur Welt. Einatmen – Ausatmen.

»Parigha« bezeichnet einen Balken, der ein Tor schließt. In dieser Körperhaltung gleicht der Körper einem Kreuzbalken, der ein Tor verriegelt. Aber nur, um es dann wieder zu öffnen.

Wenn Sprache und Gesang Ihnen Freude machen, so beziehen Sie die heilende Kraft des Wortes und der Rhythmen als seelenstärkende Affirmation mit ein.

Mal bist du glücklich,
mal bist du traurig,
mal öffnest du dich,
mal verschließt du dich.
Sei all das, was du willst.
Und wolle all das, was du wahrhaftig bist.
Farida Wolf

Padmasana, der Lotossitz

Das zweite Asana bewirkt auf der rein physischen Ebene eine Dehnung im unteren Rückenbereich, der Lendenwirbel, sowie des Kreuzbeins. Die gesamte Wirbelsäule wird gekräftigt. Diese Yogahaltung ist besonders gut für die Beweglichkeit der Knie und der Fußknöchel. Das Blut kreist im Bereich der Lenden und des Bauches. Die Bauchorgane werden gekräftigt. Bei dem Baby können sich Blähungen bei diesem dynamisch ausgeführten Asana leicht lösen, da die Beine eng an den Bauch geschoben werden. Das Überkreuzen der beiden Beine erfordert in den Beckengelenken größtmögliche Beweglichkeit.

Padmasana ist eines der wichtigsten und nutzvollsten Asanas. Diese Lotosstellung nimmt der erwachsene »Yogapraktizierende« im Sitzen ein. Es ist die Körperhaltung der Meditation. Buddha wird häufig in dieser Haltung dargestellt.

Das Kind befindet sich wieder in Rückenlage. Umfassen Sie beide Füße des Kindes und führen Sie zuerst den rechten Fuß ganz ruhig und achtsam nach oben in die Richtung der linken Hüfte. Führen Sie nun den linken Fuß ruhig und achtsam nach oben in die Richtung der rechten Hüfte, sodass die Beine sich über dem Becken kreuzen. Verweilen Sie einen Moment in dieser Position, dann öffnen Sie die Beinhaltung wieder, sodass die Beine einen Moment ausgestreckt sind.
 Nun beginnen Sie mit dem linken Fuß und führen die gleiche Überkreuzbewegung aus, diesmal ist das rechte Bein oben. Achten Sie darauf, dass einmal das linke und dann das rechte Bein abwechselnd oben liegen.
 Führen Sie die Bewegungen sehr sanft und sehr langsam, jedoch fest aus. Lassen Sie einen Rhythmus entstehen.

Mit diesem Asana wird wieder das Gleichgewicht gefördert, diesmal über die rhythmisch wechselnde Beinhaltung. Das Kind kann bis in die Beine hinein Körperbewusstsein entwickeln. Es kann zaghaft beginnen, sich zu erleben, es kann durch diese Übung mehr und mehr in seinem Körper ankommen. Seine Seele kann sich gemütlich im Körper einrichten, wie man im Ayurveda sagt. Das Kind erlebt und übt sich darin, Bewegungen seiner Gliedmaßen ganz harmonisch ineinanderfließen zu lassen. Dies wiederum hat eine stärkende Wirkung auf das rhythmische System zur Folge.

Im Samen steckt die Kraft,
die Erde zu durchdringen.
Des Menschen Willen schafft
noch mehr; ihm kann gelingen,
dass Krummes grad sich richte.
Was dunkel, sich durchlichte.
Dass Schönheit dich durchwaltet.
Und Wahrheit dich gestaltet,
dass Gutes in dir blüht
und Liebe dich durchglüht.
Heinz Müller

Hanumanasana

Dieses dritte Asana trägt den Namen »Hanuman«. Er ist der Sohn der Winde in der hinduistischen Mythologie. Seine Stärke und Tapferkeit sind außergewöhnlich. Dieses Asana ist Hanuman gewidmet und erinnert an seine gewaltigen Sprünge.

Die Wirksamkeit der kraftvollen Körperhaltung im Hanumanasana vermag die Willenskraft im Menschen zu wecken. Arm- und Beinkraft werden gleichzeitig eingesetzt und überkreuz vor den Körper gelegt. Ein Gleichgewicht kann entstehen in den Kräften Fühlen und Wollen.

Kreuzen wir einen Arm und ein Bein über den Körper, so hat dies auf der physischen Ebene die Wirkung, dass sich die gesamte Wirbelsäule dehnt. Sie biegt sich in der Körperhaltung des dritten Asanas ein wenig zur Seite und dreht sich dadurch leicht in ihrer Achse. Im Wesentlichen sind alle Asanas ein Ausstrecken. Sie dehnen und entspannen die Muskulatur, sie lockern die Gelenke und öffnen sie, sodass sie zu ihrer vollen Beweglichkeit gelangen.

Umfassen Sie einen Fuß und die gegenüberliegende Hand. Strecken Sie das Bein und den Arm diagonal zum Körper. Langsam und vorsichtig dehnen Sie dabei den Körper des Babys so weit, dass der kleine Fuß die gegenüberliegende Schulter berührt und die kleine Hand den gegenüberliegenden Oberschenkel erreicht.

Verweilen Sie einen kurzen Augenblick in dieser Haltung, dann bringen Sie Arm und Bein wieder in die Ausgangsposition zurück. Führen Sie diesen Bewegungsablauf genauso mit dem anderen Bein und dem anderen Arm aus.

Was hilft das Zögern, was das Zagen?
Gott gab mir Stärke, Kraft und Mut,
dass ich mit Freude alles wage,
was schön ist und was gut.
Verfasser unbekannt

Die drei vorgestellten Asanas müssen sehr sanft ausgeführt werden, mit einfühlsamen, liebevollen Händen. Dehnen Sie die Gliedmaßen Ihres Kindes nur so weit, wie es dies in diesem Moment zulässt. Wenden Sie niemals Gewalt an oder erzwingen Sie nie eine Körperhaltung. Es würde jede Wirkung zunichtemachen. Das Kind bestimmt, wie weit es bereit ist, diese Körperdehnung zuzulassen.

Yoga hat nichts mit Leistungsdenken zu tun oder einem Wettkampfgedanken, wie wir ihn beim Sport kennen. Es geht nie um Ehrgeiz oder darum, der Beste sein zu wollen. Vielleicht erklärt die Sanskrit-Wurzel »Yui«, aus der das Wort »Yoga« stammt, was die Methode des Yoga bedeutet. »Yui« bedeutet »anjochen«, »vereinen«.

Mahav Desai formuliert das in seiner Einführung der Bhagavad-Gita, kommentiert von Mahatma Gandhi, wie folgt:

Yoga bezeichnet das Anjochen aller Kräfte des Körpers, des Verstandes, des Denkens, des Bewusstseins, der Empfindungen und des Willens, uns mit dem Göttlichen in uns in Einklang zu bringen. Es bedeutet Ausgeglichenheit der Seele, die den Menschen befähigt, gleichmütig das Leben in allen Aspekten zu betrachten.

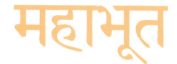

Ganzkörper- und Teilmassagen

> *Wir müssen jeden Moment neu entscheiden.*
> *Das ist das, was uns lebendig macht.*
> *Jedes Heute ist ein neues Leben.*
> Sri Durgamayi Ma

Ayurvedische Babymassage für jeden Tag

Die energievolle und heilende Wirkung des Körperkontakts ist weltweit ein intuitiver, selbstverständlicher Teil der Eltern-Kind-Beziehung. Im Hochland Indiens werden die Kinder genauso selbstverständlich massiert wie in den Steppen Afrikas oder in den Urwäldern Südamerikas. Diese uralte Kunst, die Tradition der Massage, hat sich vielerorts bis heute erhalten. Die Mütter massieren ihre Babys täglich, und in manchen Kulturen bekommt jedes Baby eine rituelle Massage unmittelbar nach der Geburt. In einigen Kulturen werden sowohl Mutter und Kind für einige Zeit nach der Geburt täglich von erfahrenen Frauen massiert. Eine wunderbare Sitte!

Auch wenn die Sitten, Gebräuche und Familienstrukturen sich von den unseren unterscheiden mögen, so haben doch alle Kinder auf der ganzen Welt das gleiche Bedürfnis nach Nähe, Geborgenheit und Körperkontakt. Auf der ganzen Welt entwickeln sich die Kinder aller Kulturen nach dem gleichen Prinzip. Jedes Kind durchläuft dieselben physischen Wachstums- und Entwicklungsphasen. Der Mensch hat auf der ganzen Welt die gleichen Urbedürfnisse, zu berühren und berührt zu werden, im physischen wie im geistigen Sinne. Berührung ist die Sprache, in der alle Mütter intuitiv mit ihrem Kind kommunizieren. Berührung ist die Sprache, in der wir ein Kind trösten, seinen seelischen und körperlichen Schmerz lindern und Spannungen lösen. Berührung ist die Sprache, in der wir Gefühle ausdrücken. Berührung ist die Wurzel, alles beginnt mit der Berührung.

Die Ayurvedische Babymassage besteht aus wenigen und einfachen Griffen. Der Ausstreichgriff ist der »Basisgriff« in der Ayurvedischen Massage, wir finden ihn im Element Wasser ebenso wie in den Elementen Erde, Feuer und Luft. Er wird je nach Element unterschiedlich ausgeführt und verändert damit seine Wirkung.

Einige wesentliche Faktoren spielen eine wichtige Rolle:

- Die Präsenz der Mutter (des Massierenden) während der Massage,
- die rhythmischen und oft sehr langsamen Bewegungen,
- die Gedanken des Massierenden während des Körperkontakts,
- das Massageöl oder die Kräuterpaste.

Abhyanga

Die ayurvedische Ganzkörpermassage wird *Abhyanga* genannt. Sie hält eine Vielzahl an Wirkungen bereit:
- Das Baby entwickelt ein gutes Körperbewusstsein.
- Sie bringt das Baby ins Gleichgewicht, wenn es beispielsweise viele Eindrücke zu verarbeiten hat.
- Die Ganzkörpermassage unterstützt und fördert die gesunde Entwicklung des Kindes.
- Sie wirkt stärkend auf die Rückenmuskulatur und beeinflusst damit die Entwicklung der Wirbelsäule und des Körperbaus.
- Sie hat einen positiven Einfluss auf die spätere Körperhaltung des Kindes.
- Sie regt die Körperorgane an und kräftigt sie.
- Durch sie werden die Muskeln entspannt, Verkrampfungen gelöst.

- Die Haut wird durch die Ganzkörpermassage verstärkt durchblutet und belebt.
- Stoffwechsel und Verdauung werden angeregt.
- Die Selbstheilungskräfte erwachen.
- Das Gefühl von Identität entsteht.
- Vertrauen kann sich entwickeln.

Marma

Unter Marma-Punkten versteht man die ayurvedischen Akupressur- oder die Vitalpunkte in der Massage. Sie befinden sich an unterschiedlichen Stellen unseres Körpers und werden jeweils einem bestimmten Organ zugeordnet. An diesen Punkten treffen Muskeln, Blutbahnen und Knochen aufeinander. Bei der Marma-Massage werden durch sanften Druck und kreisende Bewegungen die Vitalpunkte am Körper des Kindes massiert (mehr dazu in dem Kapitel »Die Marma-Punkte in der Ayurvedischen Babymassage«, S. 127 ff.).

Die Stimulation der vitalen Punkte kann vor allem bei Entwicklungsphasen wie beim Zahnen eine entspannende Wirkung haben. In starken Wachstumsphasen hat es sich bewährt, wenn Eltern einige Handgriffe und Anwendungen kennen, die dem Baby gut tun.

Durch die Behandlung der Marmas werden die inneren Organe gestärkt und in ihrer Funktion angeregt, dies ist vor allem bei Verdauungsproblemen und Blähungen eine gute Unterstützung. Das verloren gegangene Gleichgewicht wird wieder hergestellt.

Mukabhyanga

Mukabhyanga ist die Bezeichnung für die ayurvedische Kopf- und Gesichtsmassage. Die Anwendung der ayurvedischen Kopf- und Gesichtsmassage ist besonders sanft, rhythmisch und harmonisch. Sie ist für das Baby sehr beruhigend. Sie kann bei Saugschwierigkeiten helfen, da Mund-, Wangen- und Kieferbereich entspannt werden. *Mukhabhyanga* wirkt vorbeugend gegen Schnupfen und kann eine verstopfte Nase zum Fließen bringen.

Padabhyanga

Padabhyanga ist die Bezeichnung für die ayurvedische Fußmassage. Ausstreichende Bewegungen lassen das Baby mehr und mehr in dieser Welt ankommen, sodass es eines Tages mit beiden Füßen fest auf der Erde stehen kann. Über die Reflexpunkte der Füße werden alle inneren Organe angesprochen, deswegen hat *Padabhyanga* eine Wirkung auf den gesamten Körper.

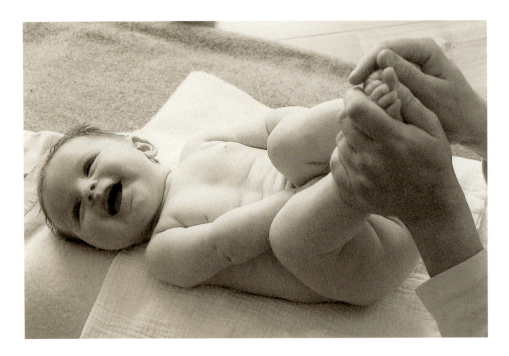

Jeder Massagegriff ist einem Element zugeordnet, ihre Wirkung lässt sich folgendermaßen beschreiben:
- Massagegriffe aus dem Element Wasser regen die Körperflüssigkeiten an.
- Massagegriffe, die dem Element Erde zugeordnet sind, geben eine Information über die Muskeln bis zu den Knochen weiter.
- Massagegriffe, die zum Element Luft gehören, vertiefen die Atmung.
- Massagegriffe, die aus dem Element Feuer kommen, regen die Erwärmung und die Verdauung an.
- Das Element Äther lässt uns aufmerksam und präsent sein.

Die Gesichtsmassage

Die Gesichtsmassage wirkt beruhigend und entspannt das Baby. Die Methode dazu ist einfach und leicht zu erlernen. Massieren Sie das Gesicht mit besonders viel Fingerspitzengefühl, führen Sie langsame und harmonische Bewegungen aus. Lassen Sie einen Rhythmus entstehen. Die Bewegungen sind auch hier ganz elementar, nichts ist erkünstelt. Die Gesichtsmassage wirkt vorbeugend gegen eine verstopfte Nase und gegen Schnupfen. Sie kann aber auch eine bereits verstopfte Nase zum Fließen bringen. Sie regt die Sinne an. Nase, Ohren, Augen und Mund werden stimuliert.

Im Stirnbereich kann sich durch längeres Schreien Spannung aufbauen und dort stauen. Durch das Saugen und das Zahnen ist auch der Wangen- und Kieferbereich des Kindes sehr beansprucht. Die einfühlsamen Griffe der Gesichtsmassage lösen solche Spannungen.

Da Ihre Hände im Vergleich zu dem Gesicht Ihres Babys sehr groß sind, kann es leicht passieren, dass Sie bei der Gesichtsmassage die Augen, die Ohren, die Nase oder den Mund verschließen. Vermeiden Sie dies, indem Sie Ihre Hände sehr achtsam bewegen. Verwenden Sie gar kein oder nur sehr wenig Öl zur Gesichtsmassage, damit Ihr Kind kein Öl in die Augen bekommt.

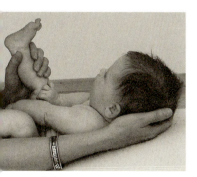

Ankommen

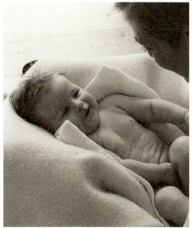

Blickkontakt

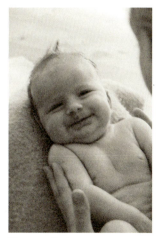

Element Erde

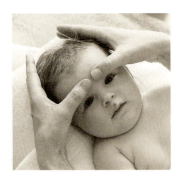

Legen Sie beide Daumen auf die Stirn, den Punkt zwischen den Augenbrauen.

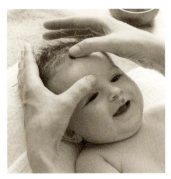

Element Wasser

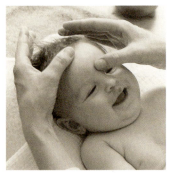

Beide Daumen streichen in einer langsamen, fließenden Bewegung abwechselnd in Richtung Haaransatz.

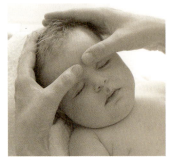

Kommen Sie zum Ausgangspunkt zurück. Streichen Sie zuerst eine Augenbraue in Wuchsrichtung zu den Seiten hin aus und dann die andere.

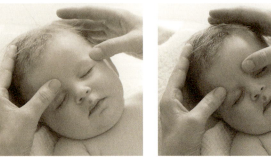

Wiederholen Sie diese Ausstreichbewegung mehrmals rhythmisch und langsam.

Die Gesichtsmassage **105**

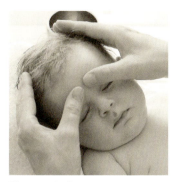

Element Luft

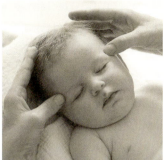

Streichen Sie jetzt mit beiden Daumen gleichzeitig die Augenbrauen aus, umkreisen Sie das Auge und kommen Sie zum Ausgangspunkt zurück.

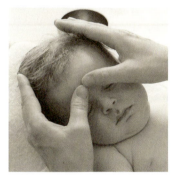

Vitalpunkte

Element Wasser

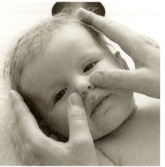

Vom Ausgangspunkt aus streichen Sie an den Nasenseiten entlang bis zum ersten Vitalpunkt, oberhalb des Nasenflügels am Ende des Nasenbeins. Stimulieren Sie einen kurzen Moment diesen Punkt, indem Sie ihn kurz kreisend andrücken. Wandern Sie mit Ihrem Daumen unterhalb des Auges zum Jochbein und stimulieren Sie hier den zweiten Vitalpunkt.

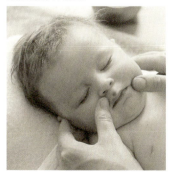

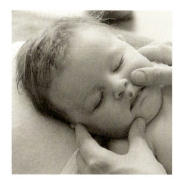

Streichen Sie im Wechsel die Nasalfalte hinunter bis zur Labialfalte.

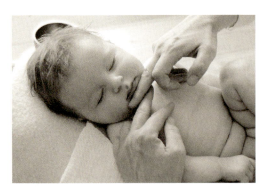

Element Feuer

Reiben Sie mit den Mittelfingern von rechts nach links und von links nach rechts quer über das Kinn.

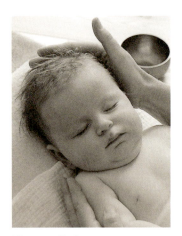

Element Erde

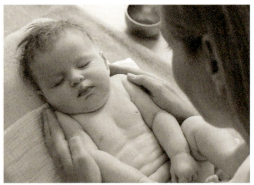

Beenden Sie die Gesichtsmassage mit einem Massagegriff aus dem Element Erde.

Die Ganzkörpermassage

Abhyanga, die ayurvedische Ganzkörpermassage, führt die wirkungsvollsten Massagetechniken des Ayurveda zusammen. Kräftige und intensive Massagegriffe stehen im Wechsel mit sanften und ausgleichenden Anwendungen. Dort, wo wir das Kind berühren, kann es sich besonders gut spüren. Sein Körperbewusstsein wird angeregt, sodass sich die Seele, wie man im Ayurveda sagt, gemütlich im Körper einrichten kann. Die Ganzkörpermassage *Abhyanga* ist ein einheitliches Ganzes. Kein Körperteil sollte vernachlässigt werden.

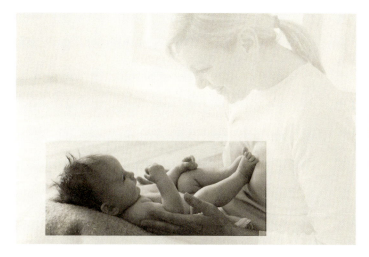

Das Kind liegt in der Rückenlage vor Ihnen, sodass ein Blickkontakt möglich ist. Erinnern Sie sich daran, dass jede Massage mit einem Griff aus dem Element Erde beginnt und endet.

Ein Kind mit Berührungen zu füttern, seine Haut, seinen Rücken zu nähren,
ist ebenso wichtig, wie seinen Magen zu füllen.
Sprich mit deinen Augen.
Sprich durch deine Hände.
Lasse alles aus deinem Herzen kommen.
Sei hier, lebe jetzt, ganz und gar!
Denn wenn sich deine Gedanken mit anderen Dingen beschäftigen,
wird es das Kind sofort bemerken.
Das Ganze wäre rein mechanisch, nicht mehr als eine körperliche Übung.
Ohne Tiefe, langweilig und leer.

Frédérick Leboyer

Hinweis: Im Folgenden wird die Ganzkörpermassage mit ihren einzelnen Schritten ausführlich erklärt.

Eine Kurzübersicht aller Massagegriffe finden Sie außerdem auf Seite 120 ff.

Der Oberkörper

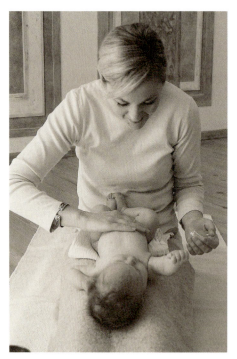

Element Erde: Hände still auflegen

Legen Sie beide Hände auf den Körper Ihres Babys. Spüren Sie den kleinen Körper unter Ihren Händen und stellen Sie sich einen Moment vor, wie es sich anfühlt, von so großen Händen massiert zu werden.

Für das Baby sind unsere Hände im Vergleich zu seinem Körper riesig groß. Wie würde es sich für Sie selbst anfühlen, wenn sich so große Hände auf Ihren Körper legten? Erleben Sie ein wohlig warmes Gefühl der Geborgenheit oder fühlen Sie sich ein wenig ängstlich? Lassen Sie das Gefühl zu und nehmen Sie es ganz bewusst wahr. Bewerten oder interpretieren Sie es nicht.

Richten Sie jetzt Ihre ganze Aufmerksamkeit auf Ihr Baby. Wie fühlt sich der Körper Ihres Babys an?

Fühlt er sich weich und warm an oder fühlt er sich eher angespannt an?

Bewegt das Baby seine Arme, die Beine? Oder liegt es still? Rumort es im Bäuchlein? Nehmen Sie die Einzigartigkeit dieses kleinen Menschen wahr!

Lassen Sie Ihren Blick auf dem Körper des Babys ruhen! Betrachten Sie die kleine Gestalt, können Sie die Atembewegungen in dem kleinen Körper spüren und sehen? Bewegt sich der kleine Bauch auf und ab unter Ihren Händen?

Betrachten Sie sein Gesicht, vielleicht die feine Linie der Augenbrauen. Die winzig kleine Nase und die Nasenspitze. Die einmalige Form der Ohren, die nur dieses Baby hat. Seinen zarten, weichen Mund. Seine Augen, die von Tag zu Tag aufmerksamer und wacher in diese Welt blicken.

Betrachten Sie Ihr Kind mit liebevollen Augen. Es gibt sich Ihnen jeden Moment seines Kinderlebens ganz vertrauensvoll hin. Lassen Sie sich berühren, indem Sie den kleinen Körper berühren.

Element Luft: Brust ausstreichen

Behutsam lösen Sie die Hände von dem Körper Ihres Babys. Legen Sie Ihre Handinnenflächen gefaltet vor die Brust des Kindes. Das Falten der Hände ist geprägt von einer alten Tradition des Betens. Beide Körperhälften kommen zusammen und damit ins Gleichgewicht.

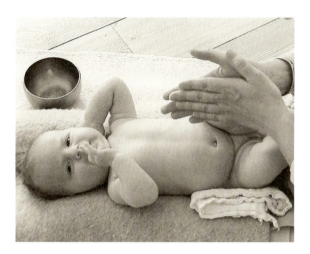
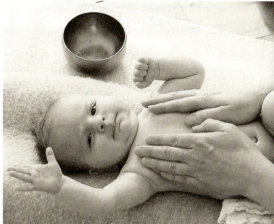
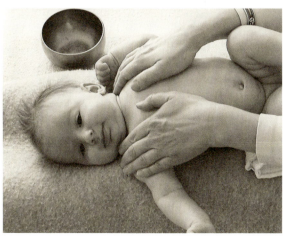
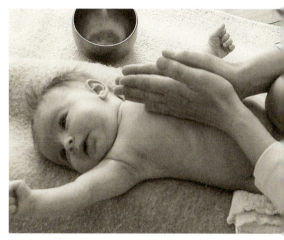

Öffnen Sie jetzt Ihre gefalteten Hände und streichen Sie die Brust mit beiden Händen nach beiden Seiten aus. Die rechte Hand streicht zur rechten Seite, die linke Hand zur linken Körperseite synchron aus. Folgen Sie dem Verlauf der Rippen. Lassen Sie den Massagegriff an den Armen Ihres Babys langsam auslaufen und wiederholen Sie diesen Griff mehrmals hintereinander. Lassen Sie einen Rhythmus entstehen.

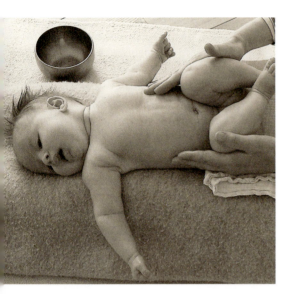

Element Wasser: Schlangenförmiges Ausstreichen
Legen Sie Ihre rechte Hand in Höhe des Beckens auf. Massieren Sie im Wechsel, zuerst mit der rechten Hand die rechte Seite, dann mit der linken Hand die linke Seite. Massieren Sie Ihr Baby, indem Sie einen kleinen Bogen jeweils nach außen um den kleinen Bauch herum bilden, folgen Sie dann der Linie unterhalb des Rippenbogens zur Körpermitte nach oben, umfahren Sie die Brustwarze und massieren Sie weiter, indem Sie einen großen Bogen über den oberen Brustbereich zur Schulter in Richtung Arme bilden, dann lassen Sie den Griff langsam auslaufen. Wiederholen Sie die Massage mehrmals, im Wechsel rechte Seite, linke Seite.

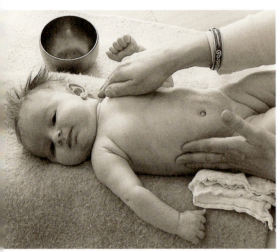

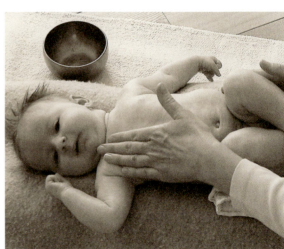

Element Luft: Überkreuzgriff
Wieder wird eine Hand die andere ablösen. Beginnen Sie auch hier wieder, indem Sie Ihre Hand in Höhe des Beckens auflegen. Diesmal streichen Sie über die Brust zur gegenüberliegenden Schulter. Wenden Sie den Überkreuzgriff langsam und rhythmisch an, eine Bewegung geht in die andere über. Ihr Körper darf sich rhythmisch mitbewegen.

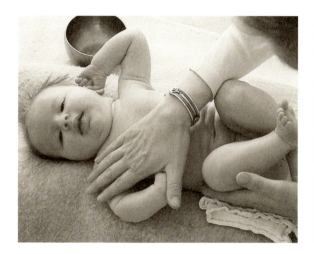
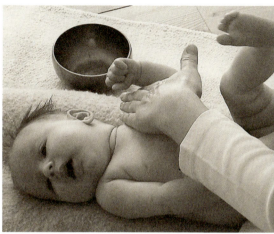

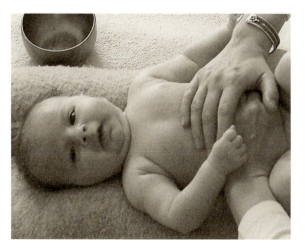

Element Erde: Hände still auflegen
Legen Sie für einen Moment noch einmal beide Hände auf den Körper des Kindes.

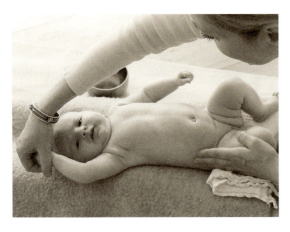

Element Wasser: Wasserfall
Das Ausstreichen der Körperseiten erfordert Akzeptanz. Nehmen Sie die kleine Hand des Babys in Ihre und führen Sie diese weit nach oben über den Kopf des Kindes, sodass der Arm nach oben ausgestreckt liegt. Ihr Baby bestimmt, wie weit es diese Haltung in diesem Moment zulässt. Das Kind steht immer im Vordergrund, niemals die Technik der Massage. Ihre linke Hand hält die Hand des Kindes, Sie massieren mit Ihrer rechten Hand. Sie beginnen bei der Handfläche des Babys in einer kräftigen Bewegung die eine Körperseite entlang bis zur Fußsohle auszustreichen. Wiederholen Sie diese Bewegung einige Male und beobachten Sie genau die Reaktion Ihres Babys. Wechseln Sie die Körperseite und wiederholen Sie die Ausstreichbewegung ebenso oft.

Zum Abschluss:
- Umfassen Sie beide Füße Ihres Kindes, sodass Ihre Handinnenflächen seine Fußsohlen berühren. Halten Sie die Füße einen Moment lang fest.
- Reiben Sie Ihre Handinnenflächen so fest aneinander, bis sie sich heiß anfühlen, teilen Sie Ihrem Kind mit, dass es jetzt warm wird, und legen Sie dann Ihre warmen Handinnenflächen auf die Fußsohlen Ihres Babys.

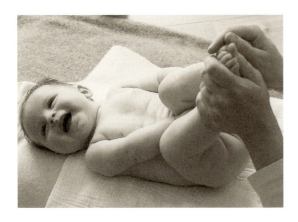

Während der gesamten Massage fühlen Sie immer wieder nach, ob die Füße Ihres Babys noch warm sind. Je kleiner das Kind, desto schneller verliert es an Körperwärme, sobald es ausgezogen ist. Achten Sie darauf, dass sich die Füße während der gesamten Massage warm anfühlen. Warme Socken oder kleine Fellschuhe sind auch während der Massage zu empfehlen, wenn das Kind zu kalten Füßen neigt.

Der Bauch

Siehe hierzu das Extrakapitel auf Seite 132 ff.

Die Gliedmaßen

Die Arme
Element Wasser: Melkendes Ausstreichen der Arme
Beginnen Sie mit dem linken Arm Ihres Babys. Mit Ihrer linken Hand halten Sie das linke Handgelenk Ihres Kindes fest. Umfassen Sie mit Ihrer rechten Hand den Arm in Höhe der Schultern und massieren Sie den Arm in einer sanften, andrückenden, langsamen Ausstreichbewegung in Richtung Hände. Ihre Finger bilden dabei einen festen Ring und massieren den nach oben ausgerichteten Arm. Wenn Ihre rechte Hand das Handgelenk Ihres Babys erreicht, greifen Sie mit Ihrer linken Hand die Schulter. Streichen Sie nun mit Ihrer linken Hand ebenso den Arm entlang bis zum Handgelenk. Ihre Hände lösen einander ab. Ihre Bewegungen sind dabei rhythmisch und beruhigend.

Die Handgelenke des Kindes sind besonders empfindsam, Ihre Hände sollten etwas länger an diesen Stellen verweilen.

Zum Abschluss der Armmassage massieren Sie die Handinnenfläche Ihres Babys mit Ihrem Daumen. Säuglinge halten gerne ihre Hände geschlossen, öffnen

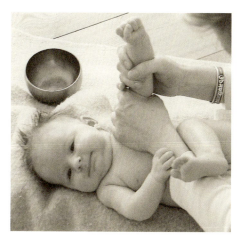
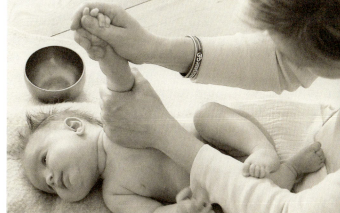

Sie die kleine Faust, indem Sie mit Ihrem Daumen über die Innenfläche der kleinen Hand zu den Fingern entlangfahren.

Wiederholen Sie das Ganze mit dem rechten Arm.

Die Beine
Element Wasser: Melkendes Ausstreichen der Beine
Die Beine werden auf dieselbe Weise aus dem Element Wasser massiert wie die Arme.

Umfassen Sie zuerst den linken Oberschenkel mit Ihrer rechten Hand, Ihre linke Hand hält den Fuß und streckt das Bein etwas nach oben. Die rechte Hand bildet wieder einen Ring und streicht Richtung Fuß aufwärts. Sobald die rechte Hand den Fuß erreicht hat, legen Sie die linke Hand ringförmig um den Oberschenkel und massieren im Wechsel rechte Hand, linke Hand.

Widmen Sie den Knöcheln besondere Aufmerksamkeit, ähnlich wie die Handgelenke sind sie besonders empfindsam.

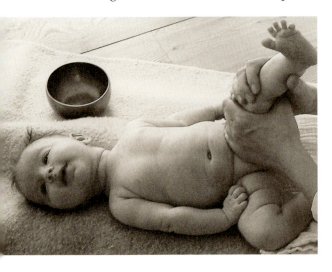

Massieren Sie jetzt mit Ihrem Daumen über die Fußsohle Ihres Babys. Streichen Sie von der Ferse in Richtung Zehen.
Zum Abschluss der Beinmassage halten Sie mit dem Griff *Erden* den kleinen Fuß in beiden Händen einen Moment lang fest.

Wiederholen Sie das Ganze mit dem rechten Bein.

Wenn Sie beide Beine und Füße massiert haben, wenden Sie den Feuergriff an, indem Sie Ihre warmen Handinnenflächen auf die Fußsohlen Ihres Kindes legen.

Der Rücken

Schenken Sie dem Rücken besonders viel Aufmerksamkeit. Legen Sie Ihr Kind in die Bauchlage, sodass es quer vor Ihnen liegt. Der Kopf zeigt nach links, wenn Sie Rechtshänder sind.

Vorab zum Erden: Legen Sie Ihre Hände flach auf den Rücken des Babys. Ihre Fingerspitzen zeigen zu der einen Körperseite des Kindes.

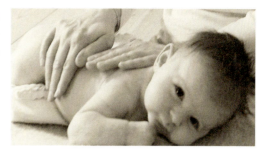

Element Wasser: Die Welle quer über den Rücken
Wie eine sanfte Welle beginnen Sie Ihre Hände zu bewegen. Massieren Sie im Wechsel mit der rechten und linken Hand. Ihre Hände halten ganzflächig Körperkontakt. Sie streichen quer über den Rücken. Rechte Hand, linke Hand, vor und zurück. Während die rechte Hand sich vorwärtsbewegt, streicht die linke Hand zurück. Während die Hände vor- und zurückstreichen, bewegen sich die Hände äußerst langsam von links nach rechts.

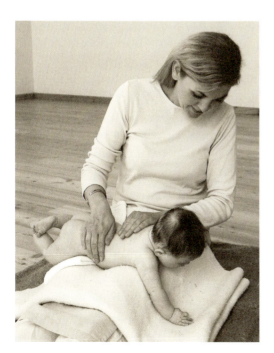 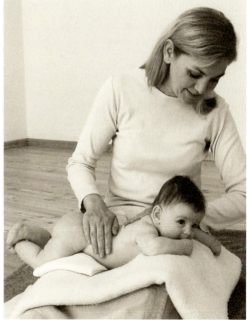

Die Hände wandern in dieser Wellenbewegung bis zum oberen Schulterbereich und dann langsam über den gesamten Rückenbereich zum Gesäß. Bewegen Sie Ihre Hände langsam, wieder und wieder, eine Bewegung in die andere übergehend, wie Wellen.

Element Wasser: Ausstreichen des Rückens Richtung Füße
Jetzt massieren Sie mit Ihrer linken Hand. Die rechte Hand legen Sie unter das Gesäß Ihres Babys.

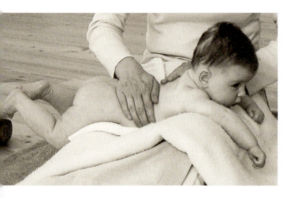

Diesmal massieren Sie nicht quer über den Rücken, sondern vom oberen Schulterbereich in Richtung Gesäß durch Ausstreichen. Massieren Sie gleichmäßig, Ihre Bewegungen sind im Fluss. Je langsamer Sie massieren, ohne dabei den Druck zu verringern und in der Aufmerksamkeit nachzulassen, desto wirkungsvoller wird dieser Griff sein.

Verlängern Sie diesen Griff, indem Sie mit der rechten Hand beide Füße Ihres Kindes halten. In der gleichen Ausstreichbewegung massieren Sie jetzt bis zu den Füßen, sodass sich das Kind in seiner gesamten Länge spüren kann.

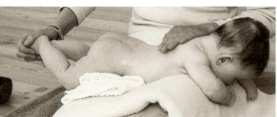

Berühren Sie den Körper Ihres Kindes zum Abschluss dieser Massage sanft vom Kopf bis zu den Fußsohlen. Streichen Sie äußerst sanft über Kopf und Nacken, lassen Sie den Griff etwas kräftiger werden, sobald Sie auf Höhe des Rückens sind.

Element Erde: Wurzeln geben
Legen Sie nun beide Hände still auf den Rücken, lassen Sie die Bewegungen nachklingen. Damit die Massage ihre ganze Wirkung erreicht, sollte es ein Gleichgewicht zwischen Anspannung und Entspannung in der Massage geben. Ein Gleichgewicht zwischen Bewegungsphasen und Ruhephasen. Ein Innehalten, in dieser Ruhe

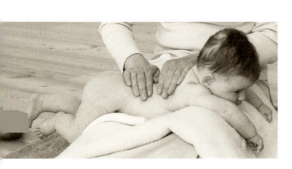

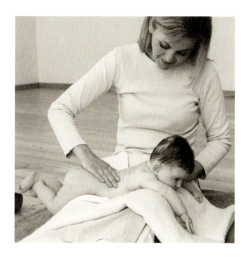 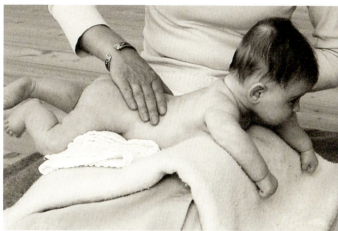

kann sich die Energie entfalten, Sie werden mit der Zeit ein Gespür dafür entwickeln.

Atmen Sie im Einklang mit Ihrem Baby.

Verwenden Sie für diesen Massagegriff viel Öl. Legen Sie Ihre rechte Hand in Höhe des Beckens auf. Massieren Sie Ihr Baby, indem Sie leichten Druck ausüben, in Richtung Schulterbereich. Führen Sie mit Ihren Fingern auf der einen Körperseite und mit dem Daumen auf der anderen Körperseite kreisförmige Bewegungen aus. Dieser Massagegriff sollte besonders langsam und einfühlsam ausgeführt werden, so kann die Entspannung auch in tieferen Gewebestrukturen über die Muskeln bis zu den Knochen wirken. Die Wirbelsäule wird nicht massiert. Erfühlen Sie den Körper Ihres Kindes, auch im Rückenbereich befinden sich Akupressurpunkte. Sie werden feststellen, dass sie sehr empfindlich sind und die Spannung der Muskulatur steuern. Sobald das Baby drei oder vier Monate alt ist, wird der kleine Körper des Babys auch während der Rückenmassage in Bewegung sein, nur noch selten legt es sein Köpfchen ab. Trotz der Anspannung kann das Gewebe bei einem Baby völlig durchlässig und weich sein. Vielleicht werden Sie feststellen, dass Sie, wenn Sie intuitiv massieren, die Richtung der Massagebewegungen plötzlich ändern.

Element Luft: Hand-Fuß-Überkreuzung

Dieser Massagegriff wird dem Element Luft zugeordnet, weil er die Atmung anregt und vertieft. Außerdem dient die Überkreuzbewegung dazu, den gesam-

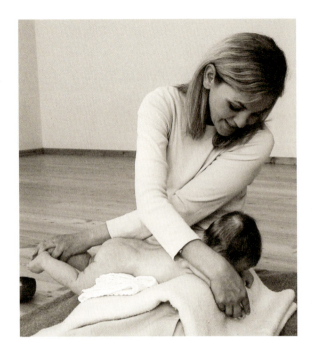

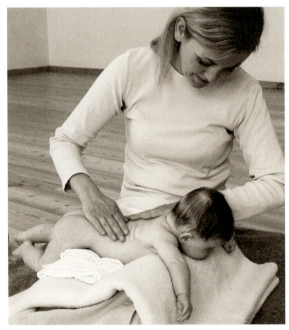

ten Babykörper in einer langen Ausstreichbewegung massieren zu können, ohne beide Hände plötzlich vom Körper des Babys zu nehmen.

Atmen Sie ein paar Atemzüge im Einklang mit Ihrem Kind. Legen Sie eine Ihrer Hände an die Ihnen zugewendete Babyhand, Ihre zweite Hand legen Sie an die der Hand Ihres Kindes diagonal gegenüberliegende Fußsohle des Kindes. Führen Sie nun in einer langen Ausstreichbewegung Ihre Hände in Richtung Rückenmitte, bis Ihre Hände sich in Höhe des Brustbeins kreuzen, streichen Sie so lange weiter, bis die Hand, die an der Fußsohle begonnen hat, die Babyhand erreicht und umgekehrt. Wiederholen Sie diese Bewegung maximal dreimal. Wenn sich Ihre Hände das nächste Mal im Brustbeinbereich treffen, ändern Sie die Richtung, sodass nun der noch nicht massierte Körperbereich durch diese diagonale Bewegung massiert wird.

Während Sie aufmerksam mit Ihrem Kind atmen, streichen Sie nun über den gesamten Rücken, über die Schultern und Arme bis zu den Fingerspitzen. Beide Hände bewegen sich gleichzeitig in unterschiedliche Richtungen. Massieren Sie so, dass Ihre Hände sehr einfühlsam den gesamten Rücken-, Bein- und Armbereich berühren. Ihre Hände massieren durch die Verlängerung des Griffes auch die Körperseiten und die Fußsohlen des Kindes.

Element Wasser: Wo braucht es noch Berührung?
Lassen Sie Ihre Hände intuitiv dorthin wandern, wo es sie hinzieht. Intuitiv werden Ihre Hände an manchen Stellen länger verweilen, an anderen Stellen nur kurz bleiben.

Element Erde: Hände still auflegen
Lassen Sie getrost Ihre Hände eine Sprache sprechen, die der Verstand nicht verstehen muss. Das ist Nahrung für Ihr Baby. Lassen Sie die Bewegungen langsam ausklingen und Ihre Hände noch einen Moment still auf dem kleinen Körper ruhen, damit die Massageberührungen ihre Wirkung ganz entfalten können.

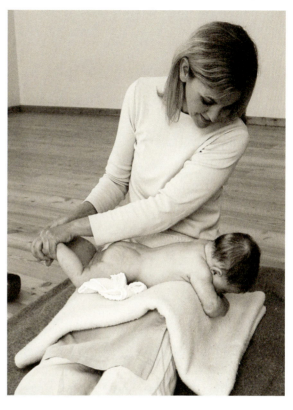

Bei den Bewegungen in der Massage können plötzlich zwei Körper zu einem werden, und Sie spüren nicht mehr, wo sich die Grenze zwischen Ihren Händen und dem Körper des Babys befindet. Sie streichen, massieren, aber wessen Haut spüren Sie? Ist es Ihr eigener Körper oder der Ihres Kindes?

Was macht es für einen Unterschied? Es gibt keinen mehr. Die Grenze hat sich aufgelöst, ist miteinander verschmolzen. Mein und dein existiert nicht mehr. Mutter und Kind sind »eins« wie in der Schwangerschaft.

महाभूत 120

Die Ganzkörpermassage im Überblick

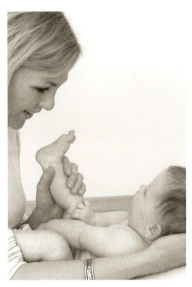

Innere Haltung während der Massage

आकाश ākāśa
Element Äther

वायु

अग्नि

जल

पृथ्वी

Der Oberkörper

Pranidhan
Hände still auflegen

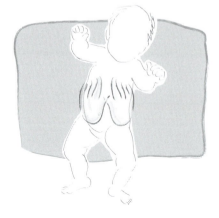

Element Erde   pṛthvī

Die Ganzkörpermassage im Überblick **121**

Hridayam
Brust ausstreichen

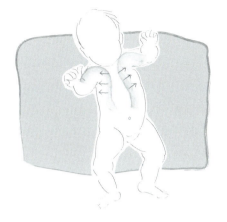

Element Luft   vāyu

Bhujanga
Schlangenförmiges
Ausstreichen

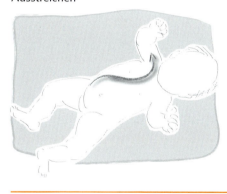

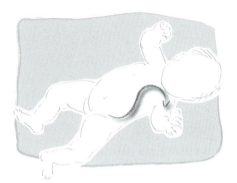

Element Wasser   jala

Sandhi
Überkreuzgriff

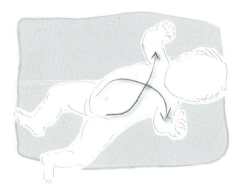

Element Luft   vāyu

महाभूत 122 *Ganzkörper- und Teilmassagen*

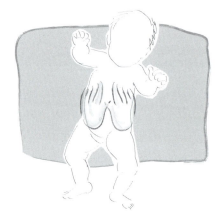

Pranidhan

Hände still auflegen

Element Erde   pṛthvī

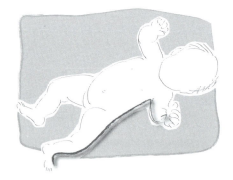

Gautama Ganga

Wasserfall

Element Wasser   jala

Der Bauch

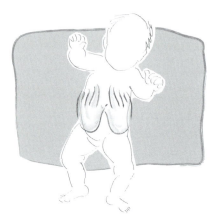

Pranidhan

Hände still auflegen

Element Erde   pṛthvī

Die Ganzkörpermassage im Überblick

Surya-Chandra

Wechsel Sonne-Mond

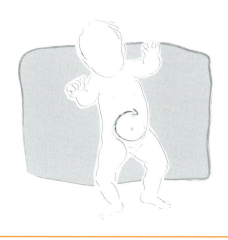
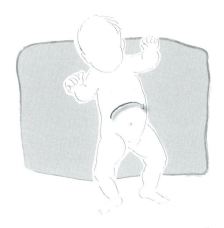

Element Feuer agni

und Wasser jala

Vayu

Luft für
Verdauungsfeuer

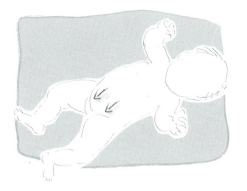

Element Luft vāyu

Pranidhan

Hände still auflegen

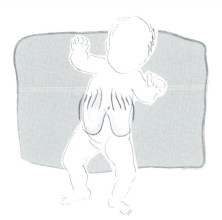

Element Erde pṛthvī

Teja

wärmende Hände

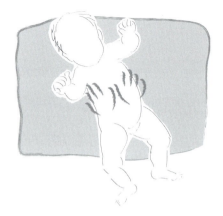

Element Feuer   agni

Die Gliedmaßen

Yap-Ganga

Melkendes Ausstreichen
der Arme und Beine

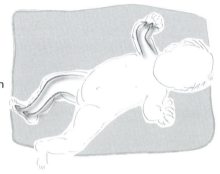

Element Wasser   jala

Der Rücken

Yap

Die Welle quer
über den Rücken/
rechte, linke Hand

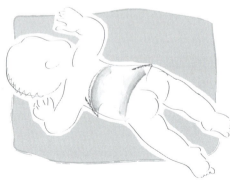

Element Wasser   jala

Die Ganzkörpermassage im Überblick

Gautama Ganges

Ausstreichen des Rückens Richtung Füße

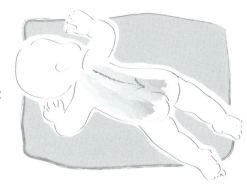

Element Wasser jala

Kandasana

Wurzeln geben

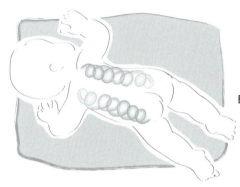

Element Erde pṛthvī

Pani-Panda-Sandhi

Hand-Fuß-Überkreuzung

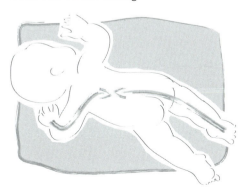
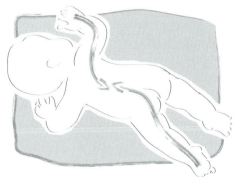

Element Luft vāyu

Virabha

Wo braucht es
noch Berührung?

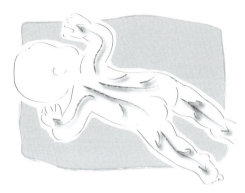

Element Wasser jala

Pranidhan

Hände still auflegen

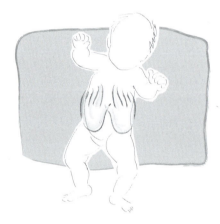

Element Erde pṛthvī

Die Marma-Punkte in der Ayurvedischen Babymassage

Die Marma-Punkte bestehen aus 107 Energiepunkten im Körper eines Menschen. Sie sind Vitalpunkte, also Kreuzungspunkte der feinstofflichen Energiekanäle (Nadis), die sich exakt auf dem Körper lokalisieren lassen. Die Marmas sind Verbindungspunkte auf körperlicher und geistiger Ebene, deren Lage im Körper, wie bei allen Akupressurpunkten, nicht unbedingt dem Ort ihrer Wirkung entspricht. So werden Körperteile, Organe und Gewebe angesprochen, die nicht gezwungenermaßen berührt werden. Das Einbeziehen der Marmas ist ein Bestandteil der Ayurvedischen Babymassage. Diese Kraftpunkte werden mit äußerster Bewusstheit und Achtsamkeit berührt. Üben Sie zunächst am eigenen Körper, sodass Sie ein Gefühl für diese kraftvollen Körperstellen entwickeln. In der Babymassage üben Sie nur einen leichten Druck auf die Marma-Punkte aus. Meist reicht das stille Auflegen der Hand aus, um die empfindsamen Marma-Punkte in der Babymassage zu harmonisieren.

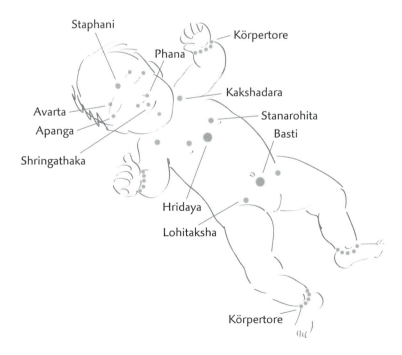

Genaue Lage und Wirkung der Marma-Punkte

Kopf

Staphani: Dieser Marma-Punkt wird dem Stirnchakra zugeordnet, er liegt mittig zwischen den Augenbrauen, seine Stimulierung wirkt regulierend auf die Hypophyse, Atmung, auf das Herz, das gesamte Nervensystem und stärkt den Geist.

Avarta: Dieser Marma-Punkt liegt in der Mitte jeder Augenbraue – wird er stimuliert, wirkt dies stärkend auf die Sehkraft, lockert die Gesichtsmuskeln und die Körperhaltung.

Apanga: Dieser Marma-Punkt befindet sich an den äußeren Augenwinkeln, auf Höhe der Schläfen, dessen Stimulierung löst Stauungen der Stirnhöhlen, reduziert Stress, sensibilisiert die Wahrnehmungskanäle des Geruchssinns, des Geschmacks und Sehsinns. (Unmittelbar neben Apanga auf der Schläfe befindet sich das Utkshepa-Marma.)

Shanka (nicht eingezeichnet): Die Stimulierung dieses Marma-Punktes an den Schläfen, zwischen Ohr und Augenbraue, lindert Schlaflosigkeit und Unruhe.

Phana: Dieser Punkt befindet sich seitlich der Nasenflügel, *Ida* und *Pingala Nadi*, dessen Stimulierung beruhigt und aktiviert, löst Stauungen, bringt die Nase zum Fließen, wirkt stärkend auf die Bronchien, vertieft die Atmung. Reduziert Stresszustände im Körper des Babys.

Shringathaka: Dieser Marma-Punkt befindet sich im Inneren des Mundes, am Gaumen, er kann beim Baby gut äußerlich stimuliert werden, oberhalb der Oberlippe und unterhalb der Unterlippe. Dies führt zur Stärkung des Nervensystems, es aktiviert Gehirntätigkeiten, nährt Prana und Geist.

Körper

Hridaya: Dieser Punkt wird dem Herzchakra zugeordnet, er sitzt in der Mitte des Brustbeins, auf Höhe der Brustwarzen. Er ist ein großer, kraftvoller Energiepunkt, wird er stimuliert, wirkt dies auf die allumfassende Liebe, die Thymusdrüse, auf das Immunsystem, Lymphe, Blutzirkulation, mentale Kraft, Prana (dynamische Lebenskraft) und Nervenenergie, Gehirn, Herz und Lungen. (Auch ein kraftvoller Punkt für Mütter, er fördert den Fluss der Muttermilch.)

Kakshadara: Dieser Marma-Punkt sitzt am Ansatz des Schultergelenkes, wird er stimuliert, löst das Muskelspannung im Schulter- und Nackenbereich. Er ist ein wichtiger Punkt, gerade für kleine Babys, da hier in den Muskeln viel Spannung sitzt: durch gespeicherte Informationen, Erinnerungen, Gefühle des Geburtserlebnisses. Er aktiviert den Blutkreislauf.

Stanarohita: Das sind zwei Punkte. Sie sitzen etwa einen Querfingerbreit oberhalb der Brustwarzen, in Richtung des Brustbeins. Sie beeinflussen das Nervensystem, Prana und die Nervenenergie. Auch diese beiden Punkte stimulieren den Fluss der Muttermilch. Sie entspannen die Armmuskeln, regen den Kreislauf an und haben eine regulierende Wirkung auf das Schweißsystem.

Basti: Er ist Sitz des Sakralchakra und befindet sich einen Querfingerbreit unterhalb des Bauchnabels, seine Stimulation stärkt das Immunsystem, die Östrogen- und Testosteronbildung, lockert das Muskelsystem, reguliert den Wasserstoffwechsel und reduziert überschüssige Vata-Energie und Stress. Entspannt den gesamten Bauchbereich bei Blähungen.

Lohitaksha: Hierbei handelt es sich um vier Punkte, die an vier Körperstellen sitzen, und zwar am Ansatz des Oberschenkels, seitlich des Schambeins, sowie am Ansatz der Achselhöhle. Werden sie stimuliert, reguliert dies den Lymphfluss, den Kreislauf, die Blutversorgung der Beine und Arme und löst Verspannungen.

Gulpa-Körpertore: Dies sind Energiepunkte, die um das gesamte Fußgelenk und um das Handgelenk sitzen. Sie bilden die energetischen Tore zum Körper. Durch das Stimulieren dieser Punkte werden die Nadis in ihrem dynamischen Prozess angeregt. Die Nadis bilden im Ayurveda- und im Yoga-System 72 000 äußerst wichtige Energiebahnen, die den gesamten Körper durchziehen. Durch die feinstofflichen Nadis verteilt sich Prana, dynamische Lebenskraft. Die Natur von Prana ist Bewegung. Die Bewegung kann grobstofflicher Natur wie der der Lymphe, der Organflüssigkeiten, des Blutes, des Urins, der gesamten Wasserbewegungen im Körper wie Milchbildung sein oder feinstofflicher Natur wie

Gedanken und Emotionen. Wird dieser Fluss unterbrochen durch Muskelverspannung, Schmerz, vermindertes Pitta, Agni (Verdauungsfeuer) oder erhöhtes Kapha (Unverdautes), können die Nadis durch Schlacken blockiert werden. Lokale Beschwerden wie Beschwerden im gesamten System können auftreten.

Gulpa, die Marma-Punkte um Hand- und Fußgelenk, stehen als Vitalpunkte mit allen Marmas in Verbindung und werden aufgrund ihres Sitzes an den Gelenken der Körperenden als Körpertore bezeichnet.

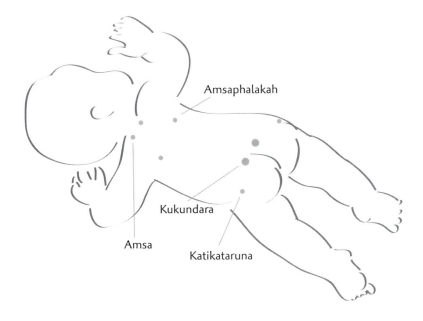

Amsa: Diese beiden Punkte liegen zwischen Nacken und Schultern, in der Mitte des Schulteransatzes, in Halshöhe. Werden sie stimuliert, wirkt dies regulierend auf die Schilddrüse, löst Muskelanspannungen in Schultern und Nacken. Es führt auch zur Erwärmung des Körpers, und die Funktion des Gedächtnisses wird angeregt.

Amsaphalakah: Hiermit werden zwei Marma-Punkte bezeichnet, die sich auf dem Schulterblatt in Höhe des Herzens und des Herzchakras befinden. Deren Stimulation wirkt sich positiv auf das Atmungssystem aus und reguliert Prana- und Nervenenergie.

Kukundara: Diese beiden Punkte liegen rechts und links neben dem Steißbein, sie befinden sich im Sakralchakra. Deren Stimulation regt die Produktion der roten Blutkörperchen an und wirkt sich auf die Knochen und auf den Harntrakt aus.

Katikataruna: Wiederum zwei Marma-Punkte, die sich im äußeren Bereich des Gesäßes, auf Höhe des Hüftgelenkes befinden, an der Verbindungsstelle zum Oberschenkelknochen. Werden sie stimuliert, löst dies Spannungen im Becken und Hüftgelenk. Dies sind zwei überaus wichtige Marmapunkte im Bereich der Geburtshilfe. Sie werden auch nach der Entbindung von der ayurvedischen Hebamme bei Mutter und Kind stimuliert. Das Katikataruna-Marma wird auch gerne zur Entspannung des gesamten Beckenbereichs bei Kindern empfohlen, die mit Beckenendlage geboren wurden.

Agnisara – die Bauchmassage

»Agnisara« heißt übersetzt die »Feuerspülung«. Damit ist gemeint, dass das Verdauungsfeuer angeregt wird, und damit verbindet die ayurvedische Gesundheitslehre einen Reinigungsprozess auf der psychischen sowie auf der physischen Ebene.

Magen- und Darmtrakt des Babys sind bei seiner Geburt noch nicht vollständig ausgereift, der kleine Körper beginnt erst die Funktionen der Organe aufzunehmen.

So kann es in den ersten zwölf Wochen erhebliche Probleme mit der Verdauung geben. Einige Massagegriffe unterstützen die Tätigkeit der Organe bei der Aufnahme und Verwertung der Nahrung. (Auch wenn die Nahrung nur aus flüssigen Anteilen besteht, wird sie in ihre Bestandteile aufgelöst und weiterverteilt.) Der gesamte Verdauungsprozess kommt erst langsam in Bewegung und scheint seiner Aufgabe manchmal noch nicht ganz gewachsen zu sein.

Hinzu kommt, dass ein Säugling während der Nahrungsaufnahme viel Luft mitschluckt, Luft, die in den Magen gelangt. Wegen der Unreife des gesamten frühkindlichen Verdauungssystems kann die Luft im Darm sich manchmal zu einer quälenden Gasblase entwickeln. Echte Blähungen, auch Dreimonatskoliken genannt, verursachen dem Kind wirkliche Schmerzen. Der Bauch des Neugeborenen fühlt sich dann meist aufgebläht und hart an. Das Kind führt ruckartige Bewegungen aus, es krümmt sich, zieht die Beine an und streckt sie zwischendurch lang aus, dies kann mit wechselnden Entspannungs- und Ruhephasen einhergehen. Kolikschmerzen sind ein ständiges Kommen und Gehen, bis sich die Gase aus dem Körper lösen können. Stillkinder können genauso wie Flaschenkinder an Blähungen leiden.

Im Ayurveda zählt die Verdauung zum Element Feuer. Der Bauch, heißt es, ist der Ort im Körper, wo die Gefühle wohnen. Er ist anerkanntermaßen ein bedeutendes emotionales Zentrum. Freude und Wohlgefühl gehen von dieser Region aus, aber auch Unruhe, Angst und Aufregung. Solche Emotionen rufen tief greifende körperliche Reaktionen hervor, die eine tiefe Wirkung auf Verfassung und Stimmung eines Babys haben. Weil ein Baby den Intellekt noch nicht entwickelt hat und es auf der Gefühlsebene lebt, erlebt es alle Gefühle ohne Distanz. Das heißt, es hat keinen Verstand, keine Vernunft, keine Erfahrung zur Verfügung. Es erlebt dieses Gefühl mit seinem ganzen Sein. Es ist das Gefühl selbst. Das Hungergefühl wird als Schmerz erlebt, und das Kind reagiert unmittelbar mit Schreien. Sein Hungergefühl bringt den gesamten kleinen Organismus aus dem Gleichgewicht. So kann zum Beispiel Hunger ein Gefühl der Unruhe, Einsamkeit und Angst aufkommen lassen. Ist der kleine Bauch dauernd angespannt, wird der ganze körperliche Zusammenhang gestört. Brust und Schultern werden nach vorne gezogen, der Atem kann nicht frei fließen. Der obere Teil des Rückens wird rund gebogen und die Wirbelsäule geschwächt.

Unser Bauch ist der Sitz der Weisheit, der Intuition, er ist Zentrum und Kraftquelle zugleich. Eine gute Entspannung des Bauches bringt innere Ruhe. Haben wir ein gutes Bauchgefühl, können wir vertrauensvoll in die Welt blicken.

Es ist sinnvoll, die Bauchmassage mit speziell ausgewählten Ölen zu unterstützen. Massieren Sie bei Blähungen und Koliken mit einem *Vier-Winde-Öl*. Hierbei handelt es sich um eine Mischung aus Fenchel, Anis, Koriander und Kümmel auf der Basis von Mandelöl. Sie kann auch als Badezusatz verwendet werden.

Stillende Mütter können eine Teemischung aus Fenchel, Anis, Lorbeer und Kümmel trinken. Über die Muttermilch beruhigen die in den Tees enthaltenen Wirkstoffe auch den Bauch des Kindes.

Die Bauchmassage hilft sowohl vorbeugend als auch im Akutfall.

Verteilen Sie sanft das erwärmte Öl auf dem Bauch Ihres Kindes. Bedenken Sie, dass die Bauchorgane nicht von einer Knochenschicht geschützt werden, wie beispielsweise die Lungen und das Herz durch Brustkorb und Rippen. Das heißt, wir können durch die Massage den Darmtrakt unmittelbar erreichen und je nach Methode und Anwendung eines Massagegriffes eine direkte Wirkung erzielen.

Element Erde: Hände still auflegen
Legen Sie beide Hände auf den Bauch des Babys. Fühlen Sie einen Moment den kleinen Bauch.

Wie fühlt er sich an?

Lassen Sie Ihre Intuition, Ihre innere Intelligenz erwachen.

Was braucht der kleine Bauch?

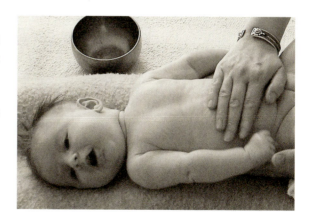

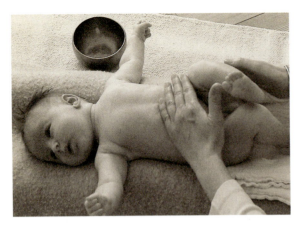

Element Feuer und Wasser: Wechsel Sonne-Mond
Mit der rechten Hand umkreisen Sie nun im Uhrzeigersinn den Bauch Ihres Kindes. Machen Sie sehr langsame Bewegungen, verbunden mit leichtem Druck, und beginnen Sie nahe am Bauchnabel, sodass Sie spiralförmig mit jeder neuen Umkreisung des Bauchnabels diese Bewegung größer werden lassen können. (Dieser Massagegriff heißt *Surya*.)
Umkreisen Sie etwa drei- bis viermal den kleinen Bauch auf diese Weise.

Danach massieren Sie mit der Außenkante Ihrer linken Hand, unterhalb des Rippenbogens, von links nach rechts den Bauch und bilden auf diese Weise einen Halbmond. Sie streichen also mit der Außenkante der Hand am oberen Bauch, unterhalb der Rippenlinie, entlang. Dieser Griff heißt *Chandra* (Mond). Sie massieren ihn im Wechsel mit *Surya*.

Wieder umkreisen Sie den Bauch, dreimal *Surya*, einmal *Chandra*, dreimal *Surya*, einmal *Chandra*, mehrmals sehr einfühlsam, im Uhrzeigersinn hintereinander. Die Ausstreichbewegung *Surya* endet am linken Unterbauch des Babys.

Nach diesem Wechselgriff, genannt »Wasser kontrolliert Feuer«, kommt das Element Luft hinzu. Das Feuer braucht Luft, um zu brennen. Das Verdauungsfeuer wird durch das hinzukommende Element angeregt.

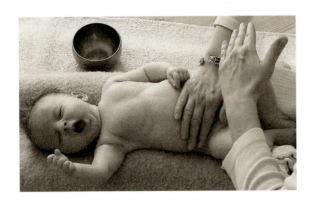

Element Luft: Luft für das Verdauungsfeuer
Massieren Sie jetzt im Wechsel mit Ihrer rechten und linken Hand. Legen Sie hierfür die rechte Hand flach in Magenhöhe auf den Bauch. Beginnen Sie unterhalb des Rippenbogens und streichen Sie in einer langsamen Bewegung abwärts. Kurz bevor Sie diese Bewegung beenden,

beginnt die linke Hand mit dem gleichen Ablauf. Bei dieser Massagebewegung *Vayu*, der Wind, darf sich der kleine Bauch ein wenig nach innen bewegen. Stellen Sie sich vor, ein Tuch würde sanft von einem leichten Windhauch hin- und herbewegt. Eine Hand bleibt immer im Körperkontakt.

Element Erde: Hände still auflegen
Legen Sie noch einmal eine Hand oder beide Hände auf den Babybauch. Wie fühlt sich der kleine Bauch jetzt an? Hat sich etwas verändert? Fühlt es sich genauso an wie vorher? (Und erinnern Sie sich daran, dass Sie all das nicht bewerten.)

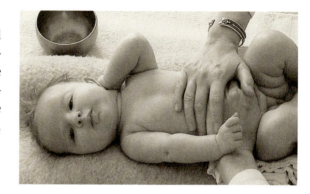

Element Feuer: Wärmende Hände
Reiben Sie Ihre eigenen Handinnenflächen so fest aneinander, dass sie sich erhitzen. Legen Sie die warmen Hände auf den Bauch Ihres Kindes. Halten Sie Blickkontakt und teilen Sie Ihrem Baby mit, dass es jetzt warm wird. Wiederholen Sie dies nach Bedarf drei- bis viermal.

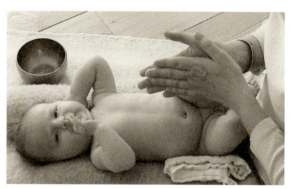

Zum Abschluss:
Legen Sie dem Baby noch einmal beide Hände auf den Bauch.

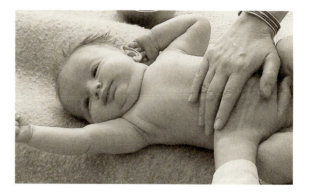

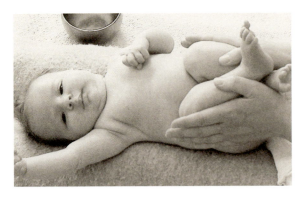

Umfassen Sie mit Ihrer linken und rechten Hand die Füße Ihres Kindes. Halten Sie die Füße einen Moment lang fest. Füße und Bauch stehen in enger Verbindung. Die Auswirkung kalter Füße können wir manchmal im Bauch spüren.

Legen Sie Ihre warmen Handinnenflächen auf die Fußsohlen Ihres Kindes und wiederholen Sie diesen Vorgang gegebenenfalls mehrmals hintereinander.

Padabhyanga – die ayurvedische Fußmassage

Die Fußmassage erfordert große Achtsamkeit. Massieren Sie sehr einfühlsam, weil die Fußsohle eine der empfindsamsten Körperstellen ist. Unterhalb des Fußes befinden sich Akupressur- oder Vitalpunkte (auch Reflexpunkte genannt), die bei der Fußmassage mit berücksichtigt werden.

Über die Vital- oder Reflexpunkte der Füße werden zusätzlich alle inneren Organe angesprochen. Die Behandlung hat eine regenerierende Wirkung auf den gesamten Körper. Die Stimulation einzelner Punkte ist eine sehr alte Methode, den Körper wieder ins Gleichgewicht zu bringen.

Massage ist eine Therapie, die mit der Bewegung von Energie im Körper zu tun hat. Alles fließt … Dies hat schon vor 2500 Jahren der griechische Philosoph Heraklit festgestellt. Um die Gesundheit zu erhalten und einen Zustand des Gleichgewichts herzustellen, empfiehlt Ayurveda die Fußmassage mit verschiedenen Ölen. Es werden immer Öle aus reinen ätherischen Essenzen verwendet.

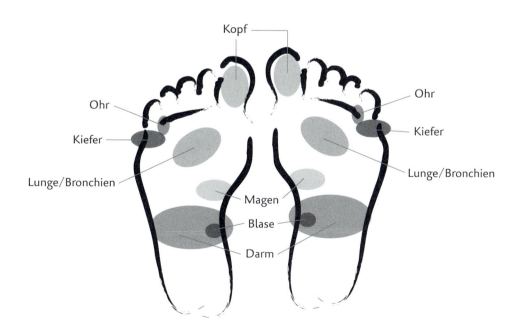

Sesamöl ist ein beruhigendes und ausgleichendes Öl und empfiehlt sich vor allem bei *Vata*-Babys. Sandelholz- oder Sonnenblumenöle haben kühlende Eigenschaften und sind besonders bei *Pitta*-Babys zu verwenden. Bei der Konstitution *Kapha* wird ein Baby mit Weizenkeim- oder Jojobaöl massiert.

Zur Lage des Kindes

Legen Sie Ihr Baby in eine Position, in der es gern verweilt und in der Sie die Fußsohle gut erreichen können. Wählen Sie eine Position, die für Ihr Baby nicht anstrengend ist.

Es empfiehlt sich, während der Fußmassage einen Blickkontakt zu Ihrem Kind zu halten.

Nehmen Sie den Fuß Ihres Kindes in beide Hände, sodass Sie den Fußrücken vor sich haben.

Erden
Streichen Sie den Fußrücken in langsamen, rhythmischen Bewegungen von den Zehen in Richtung Fußknöchel. Massieren Sie die Zehen nicht, streichen Sie in fließenden Bewegungen, indem Ihre Finger langsam von rechts nach links und wieder zurück von links nach rechts wandern, den Fußrücken zu den Fußknöcheln hin aus.

Legen Sie beide Daumen, sodass sie sich berühren, auf den Fußrücken und streichen Sie synchron mit dem rechten Daumen zur rechten Seite und mit dem linken Daumen zur linken Seite. Wiederholen Sie die Bewegung mehrmals.

Wandern Sie jetzt mit Ihren Daumen zu den Fußknöcheln und umkreisen Sie diese mit langsamen und rhythmischen Bewegungen.

Um das gesamte Fußgelenk befinden sich Akupressur-Punkte, stimulieren Sie diese durch leichtes Andrücken.

Diese Akupressur-Punkte befinden sich auch um das gesamte Handgelenk herum, und deren Stimulation hat ebenso wie die der Marmas am Fuß eine ausgleichende und entspannende Wirkung auf den Magen- und Darmbereich.

Drehen Sie jetzt den Fuß ein klein wenig nach oben, indem Sie sanft das Bein Ihres Babys ausstrecken, sodass Sie die Fußsohle massieren können. Umfassen Sie hierfür das Bein mit Ihrer linken Hand, sodass Sie die Fußsohle mit Ihrer rechten Hand massieren können.

Streichen Sie nun mit den Fingern Ihrer rechten Hand über die gesamte Fußsohle von der Ferse bis zu den Zehenspitzen und zurück. Dabei gleiten Sie auch ganz sachte zwischen die kleinen Zehen.

Danach massieren Sie mit Ihrem rechten Daumen den Fuß von der Ferse her kreisend ganz zart.

Nehmen Sie den Fuß zum Abschluss mit einem Erden-Massagegriff in beide Hände und halten ihn einen Moment fest.

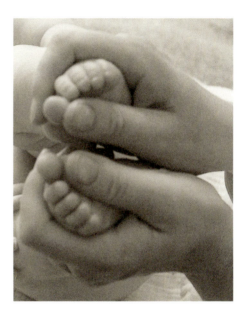

Das Baby zahnt

Die Zahnbildung Ihres Kindes ist zwar eine ganz normale Entwicklungsphase, aber oft für Eltern und Kind mit Anspannung und Unruhe verbunden.

Die Zähne wachsen schubweise. Bevor die Zähne sichtbar werden, schießen sie in den Kiefer ein. Vielleicht zeigt Ihr Baby das Bedürfnis, auf etwas herumzukauen.

Gezielte Massagebewegungen und sichere, einfühlsame Berührungen können in dieser Zeit Erleichterung bringen. Den richtigen Druck finden Sie mit Ihrem Kind gemeinsam heraus, vielleicht mag es ihn jetzt fester, als Sie erwarten.

Was passiert im Körper des Babys und in seiner Menschwerdung während dieser Phase?

Beschreiben wir den Prozess des Zahnens, so benutzen wir Worte wie »Einschießen der Zähne in den Kiefer« und »Durchbrechen aus dem Zahnfleisch«. Mit dem Durchbruch der Zähne entwickelt das Kind die Kraft, zu beißen. Die Nahrung kommt als Erstes in den Mund und wird dort zerkleinert, zermahlen, zerkaut. Beißen ist keine sanfte Methode, hier entwickelt das Kind die Kräfte der Aggression. Die Kraft der Entschlossenheit reift heran. Beobachten wir das Baby, so sehen wir, wie es in der Zeit der Zahnbildung seine Hände, die oft zu kleinen Fäusten geballt sind, in den Mund steckt. Hier erwacht ein Kampfgeist, sich dem Leben zu stellen, jemandem die Zähne zeigen zu können. Willenskraft und Durchsetzungsvermögen sind die Kräfte, die nun erwachen. Redewendungen, die wir benutzen, verdeutlichen dies: »sich durchbeißen«, »an etwas zu kauen haben«, »zähneknirschend«, »und auch morgen noch kraftvoll zubeißen können«.

Zähne repräsentieren eine Kraft der Vitalität. Aggression, die wir unbedingt brauchen, um ein ganzer Mensch zu sein. Integrieren wir diese Kraft in unsere Persönlichkeit, dann kommt es weder zu süßlicher Sanftmut noch zu wilden Aggressionsausbrüchen.

Die Elemente in der Zahnphase

Unser Körper mobilisiert genau die Kräfte, die er für diese wichtige Entwicklungsphase braucht. Während der Zahnphase bildet das Kind vermehrt Speichel. Seine Wangen werden rot, nicht selten fiebert es. Auch Durchfälle sind beim Zahnen nicht ungewöhnlich.

Vermehrt werden die Elemente Feuer und Wasser aktiviert.

Feuer
Das Zahnfleisch kann sich entzünden, die Wangen können sich röten, und nicht selten fiebert der kleine Körper.

Der Verdauungsprozess wird dem Element Feuer zugeordnet.

Wasser
Bei Durchfall wird vermehrt Flüssigkeit gebraucht und in Bewegung gesetzt, nicht zu vergessen die vermehrte Speichelflüssigkeit.

Erde
So wie eine Blume fest verwurzelt in der Erde steht, so sind die Zähne fest im Zahnfleisch eingebettet und finden hier Nahrung.

Luft
Dieses Element bringen wir mit dem Atem und der Bewegung in Verbindung. So wie die Kraft des Windes den Wuchs und damit die Form der Pflanze beeinflusst, so hinterlassen Bewegungen und deren Kräfte auch Spuren am Menschen.

Die Bewegung erzeugt Form. Daher können innere und äußere Bewegungen die Bildung und Stellung der Zähne beeinflussen.

Wie können wir mit Massagen die Zeit der Zahnbildung begleiten?

Erden
Um Kiefer und Mundpartie zu entspannen, legen Sie Ihre zuvor gereinigten und vielleicht sogar mit einem kleinen Tropfen Rosenwasser behandelten Hände auf die Wangen Ihres Babys.

Wasser

Streichen Sie in rhythmischen Bewegungen einige Male mit den flachen Händen zur Kinnmitte.

Legen Sie beide Daumen zwischen Oberlippe und Nase auf, sodass sich die Daumenspitzen berühren. (Achten Sie darauf, dass Sie bei diesem Griff nicht die Nasenlöcher des Kindes verschließen.) Streichen Sie nun abwechselnd, rechter Daumen, linker Daumen, von der Mitte zur Seite. Wiederholen Sie diesen Griff insgesamt achtmal.

Denselben Massagegriff führen Sie an der Kinnpartie aus. Legen Sie beide Daumen unterhalb der Unterlippe auf und streichen Sie von der Kinnmitte ausgehend am Kiefer entlang. Wiederholen Sie auch diesen Griff insgesamt achtmal.

Nun wandern Sie noch etwas tiefer und legen beide Mittelfinger unterhalb der Kinnlinie auf. Streichen Sie viermal vorsichtig gleichzeitig links und rechts, in Richtung Ohren.

Massieren Sie regelmäßig die Kiefergelenke, indem Sie kleine kreisende Bewegungen auf den Wangen des Kindes, in der Nähe der Ohren, bis hinunter zum Unterkiefer mit Ihren Fingern ausführen.

Feuer

Reiben Sie Ihre Handinnenflächen fest aneinander, sodass sie sich erhitzen. Legen Sie Ihre warmen Hände auf den Kiefer des Babys. (Wenden Sie diesen Griff nicht an, wenn die Wangen Ihres Kindes gerötet sind.)

Luft

Legen Sie Ihre flachen Hände auf die Wangen Ihres Babys und massieren Sie so sanft wie ein zarter Lufthauch in kreisenden Bewegungen über Wangen und Kiefer Ihres Kindes.

Nach Bedarf fächeln Sie Ihrem Baby mit einem Tuch etwas Wind zu. Dies hat nicht nur eine abkühlende Wirkung, auch die Atmung wird beeinflusst, Ihr Baby kann nun tief ein- und ausatmen, sodass sich der gesamte kleine Körper entspannen kann.

Fuß

Unterhalb des Fußes finden Sie einen Akupressur- oder Vitalpunkt, der mit dem Wangen-, Kiefer- und Zahnbereich in Verbindung steht.

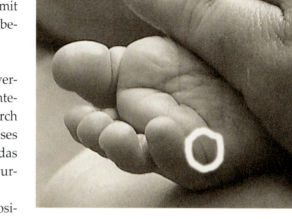

Stimulieren Sie diesen Punkt, so verschafft dies Ihrem Baby Erleichterung, der Kieferbereich wird durch das Andrücken und Reiben dieses Vitalpunktes harmonisiert (siehe das Kapitel »Padabhyanga – die ayurvedische Fußmassage«, S. 137 ff.).

Legen Sie Ihr Baby in eine Position, in der es gerne verweilt und in der Sie die Fußsohle gut erreichen können. Es empfiehlt sich die Bauch- oder Rückenlage, je nach Alter können Sie auch schon eine sitzende Position wählen. Wählen Sie in jedem Fall eine Position, die für Ihr Baby nicht anstrengend ist. Verwenden Sie ein vorgewärmtes Zahnungsöl aus reinen ätherischen Essenzen, das sich aus Nelke und römischer Kamille auf einer Jojoba-Öl-Basis zusammensetzt. Die Fußmassage erfordert große Achtsamkeit. Massieren Sie sehr einfühlsam, weil die Fußsohle eine der empfindsamsten Körperstellen ist.

Umfassen Sie das Bein mit Ihrer linken Hand und halten Sie das Bein in der Aufrechten, sodass Sie die Fußsohle mit Ihrer rechten Hand massieren können. Streichen Sie nun mit den Fingern Ihrer rechten Hand über die gesamte Fußsohle von der Ferse bis zu den Zehenspitzen und zurück. Dabei gleiten Sie auch ganz sachte zwischen die kleinen Zehen.

Die Fußlinie, die Zehen und Fußsohle verbindet, ist die Linie, wo sich die Vitalpunkte der Sinnesorgane befinden. Ohren–Hören, Mund–Schmecken, Nase–Riechen, Augen–Sehen. Stimulieren Sie diese Punkte, indem Sie mit Ihrem kleinen Finger an dieser Linie entlangstreichen.

Nun legen Sie einen Finger Ihrer Hand auf den Akupressurpunkt, der sich in Höhe des kleinen Zehs befindet und dem Kieferbereich zugeordnet ist, beginnen Sie diesen sanft kreisend zu stimulieren.

Weitere unterstützende Hilfen

Element Erde: Die Veilchenwurzel
Eine Veilchenwurzel lindert den Zahnungsschmerz (erhältlich in Apotheken). Das Baby kann die weiße, längliche Wurzel in den Mund nehmen und daran kauen. Sie kann nicht verschluckt werden, da sie zu groß ist. Allerdings sollte sie nach jedem Gebrauch gut mit Wasser gereinigt werden.

Element Feuer: Die Bernsteinkette
Der Bernstein zählt mit zu den begehrtesten Heilsteinen. Man sagt ihm die verschiedensten Heilwirkungen nach, zum Beispiel dass er auf der Haut getragen nahezu alle Arten von Hautkrankheiten und Allergien lindert, zudem Muskel- und Knochenerkrankungen.

Nahe am Hals getragen, sagt man ihm nach, dass er bei Kindern die Schmerzen beim Zahnen und Entzündungen im Mund- und Rachenraum lindert. Man nennt ihn auch den Sonnenstein.

Bei arabischen Völkern wird der Bernstein als Amulett getragen, er soll böse Geister vertreiben.

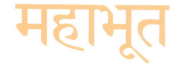

Miteinander wachsen

> *Es ist eine Illusion zu glauben,*
> *man könne so handeln,*
> *dass man ausschließlich Gutes bewirkt.*
> Sri Durgamayi Ma

Zeit für eine kleine Geschichte

Die Seele wecken

In jenen Tagen, als Gott noch auf Erden weilte, kam ein alter Bauer zu ihm. »Du bist Gott, und du hast die Erde erschaffen, das mag eine großartige Leistung gewesen sein«, sagte er, »aber eins muss ich dir sagen, ein guter Bauer bist du nicht. Du kennst nicht einmal die einfachsten Regeln des Ackerbaus. Wenn du willst, kannst du von mir noch einiges lernen.«

Gott fragte den Bauern: »Welchen Rat gibst du mir?«

»Am besten lässt du mir ein Jahr Zeit. In diesem Jahr werde ich dir zeigen, was aus dieser Welt zu machen ist. Befolge nur dieses eine Jahr lang meinen Rat und sorge dafür, dass es so wird, wie ich es dir sage. Du wirst sehen, am Ende des Jahres wird es keinen Hunger und keine Armut mehr geben.«

Gott nickte und willigte in den Handel ein. Der Bauer bekam sein Jahr und begann sofort, nur das Beste vom Besten bei Gott zu bestellen.

Das Wetter zur Aussaat der Samen war genau richtig. Nicht zu kalt und nicht zu warm. Die Temperaturen waren genauso, dass die Samen optimal keimen und wachsen konnten. Wenn der Bauer Sonne bestellte, schien die Sonne, wenn er meinte, die Pflanzen brauchten Wasser, ließ er es regnen. Der Bauer achtete streng darauf, dass alles angenehm und bestens lief. Kein Gewitter zog in diesem Jahr über die Felder und drohte das Korn zu knicken. Keine Stürme tobten über das Land, und weder Tiere noch Krankheiten bedrohten die Ernte.

Täglich ging der Bauer auf die Felder hinaus. Stolz blickte er über die herrlichen Äcker, auf denen der Weizen so hoch und dicht wuchs wie noch nie. Und jeden Tag aufs Neue bestellte er bei Gott das optimale Wetter. Allmählich färbten sich die üppigen Weizenfelder goldgelb, und mit stolzgeschwellter Brust ging der Bauer oft bei Gott vorbei und wies ihn auf sein gelungenes Werk hin. »Diese Ernte wird so reich ausfallen, dass wir zehn Jahre davon zehren können. Niemand wird mehr hungern oder arbeiten müssen«, sagte er zu Gott, »hab ich dir nicht gesagt, dass du von mir noch viel lernen kannst?«

Doch als die Ähren geschnitten und eingefahren waren, stellte sich beim Dreschen heraus, dass kein Weizen in ihnen war. Der überraschte Bauer rannte zu Gott und fragte: »Wo ist der Weizen? Was ist schiefgelaufen?«

»Du hast einen wesentlichen Teil ausgelassen«, erwiderte Gott. »Ein bisschen Reibung und Herausforderung gehört dazu. Blitz und Donner, Traurigkeit und Schmerz bereichern ebenso wie Glück und Freude. Du hast alles vermieden, was deiner Meinung nach schlecht war, und so blieb der Weizen unfruchtbar. Gewitter und Stürme sind genauso nötig wie Sonne und blauer Himmel. Sie rütteln im Weizen die Seele wach.«

(Aus Marlies u. Klaus Holitzka: *Mandalas, Kraft für Geist und Seele.* Freiburg 1999)

Der Bauer hat es wirklich gut gemeint. Er wollte noch nicht einmal nur Wohlstand für sich selbst, nein, das ganze Dorf lag ihm am Herzen. Alle sollten zufrieden und glücklich sein und ohne Sorgen ihr Leben genießen können. Dabei übersah er in seiner vermeintlichen Großherzigkeit, dass Traurigkeit, Schmerz und Kummer uns genauso bereichern wie Glück und angenehme Lebensumstände.

Für die Seele des Weizens sind die kalten Frühjahrsnächte genauso notwendig wie die lauen Winde, die seine Ähren befruchten. Seine Widerstandskraft gegen stürmische Sommergewitter zu erproben, ist ebenso wichtig wie ausreichende Regenfälle und heiße Sommertage.

Als Mutter erkenne ich mich in der Figur des Bauern oft wieder, der Weizen sind meine Kinder. Wie gerne wollte ich meine Kinder vor bestimmten Erfahrungen schützen! So wie der Bauer darauf achtete, dass alles angenehm und bestens lief. Kein Gewitter ließ er über die Felder ziehen, damit kein Korn zu knicken drohte. So wollte auch ich gerne in jeder Situation schützend die Arme um mein

Kind legen. Aber dies ist Gott sei Dank nicht meine Aufgabe als Mutter. Ich wäre auch maßlos überfordert mit dieser Aufgabe und könnte ihr niemals gerecht werden. Ich würde ihm all die wichtigen Herausforderungen im Leben vorenthalten, die Vielseitigkeit, die Fülle und damit auch das Fühlen. Die Bereitschaft, das Leben zu fühlen, mit all seinen Ecken und Kanten und Rundungen. Vielleicht will das Leben nicht verstanden, sondern gefühlt werden. Der Bauer wollte alles geordnet über den Verstand bestimmen, das Korn aber wollte fühlen, damit seine Seele erwachen kann.

Und was für eine schöne Aufgabe sich daraus für uns Mütter ergibt! Wir dürfen unsere Kinder in all dem begleiten. Wenn sie uns brauchen, bei ihren Stürmen und Gewittern, bei ihrem Kummer und Schmerz, ist es gut, wenn wir für sie da sind. Wenn sie noch klein sind, wiegen wir sie in unseren Armen, massieren ihren kleinen Bauch, später halten wir ihre Hand, schauen sie liebevoll an, und wenn sie größer sind, reden wir mit ihnen, und immer dürfen wir fühlen, was es im Moment zu fühlen gibt.

Gelingt es uns, die stürmischen, dunklen Tage genauso bereitwillig anzunehmen wie die sonnigen, warmen Tage, dann können wir ein Stück über uns hinauswachsen.

Erlauben wir uns, unsere Gefühle wirklich zu fühlen, statt sie nur zu denken. Die ayurvedische Fünf-Elemente-Babymassage ist eine wunderbare Möglichkeit, all unsere Sinne zu wecken. Unsere Kinder werden mit ihr nicht nur in die Höhe, sondern auch in die Tiefe wachsen.

Weinen – eine Kommunikationsform

Sie kommunizieren mit Ihrem Baby auch ohne Worte. Ihr Gesichtsausdruck, Ihre Körperhaltung, Ihre Gestik, Ihre Art der Atmung, der Tonfall Ihrer Stimme sind ein ganzes Geflecht von Botschaften an Ihr Kind, die Sie ihm meist unbewusst senden und auf die es reagiert.

Das Kind erfasst die Stimmung seiner Mutter, sobald sie in seine Nähe kommt. Schauen Sie Ihr Baby an und erkennen Sie seine Persönlichkeit. Ihr Baby will sich Ihnen mitteilen, aber es kann noch nicht sprechen. Es verwendet seine Körpersprache, es macht Laute, es gluckst, es kommuniziert mit Gesten und Bewegungen, mit Schreien und mit Weinen.

Am Anfang fällt es Ihnen vielleicht schwer, diese Signale zu entschlüsseln, aber je achtsamer Sie im Umgang mit sich selbst und Ihrem Kind sind, desto vertrauter wird Ihnen die Sprache Ihres Kindes.

So wie alle Menschen weinen auch Babys und Kinder aus den unterschiedlichsten Gründen. Manchmal erspüren wir intuitiv, warum das Baby weint, beispielsweise wenn es Hunger hat. Dieses Weinen deuten wir als Mutter sehr schnell. Einen heftigen Schmerzensschrei können wir auch erkennen. Andere Quengellaute aber oder wenn das Baby nicht aus Hunger weint, interpretieren wir vielleicht falsch.

Das Weinen ist eine Kommunikationsform des Babys, es teilt sich uns mit. Und es hat immer einen Grund, wenn es weint. Wir wissen zwar, dass wir unser Baby gar nicht genug »verwöhnen« können, und doch stehen wir vielleicht dem Weinen mit gemischten Gefühlen gegenüber. Wir wollen es sofort stoppen. Vielleicht kommen wir mit unserem eigenen inneren Kind in Kontakt, alte Erinnerungen und Gefühle werden wach, alte Ängste in uns werden ausgelöst.

Ebenso kann Weinen Schuldgefühle hervorrufen: Bin ich eine schlechte Mutter, wenn mein Baby weint?

Unser erster Impuls ist, wenn das Baby weint, es zu beruhigen. Wir wenden uns dem Kind zu, wenn es weint, jedoch leiten wir sofort Beruhigungsmaßnahmen ein. Beruhigungsmaßnahmen machen natürlich auch ruhig, aber oft nur für kurze Momente. Wir erfüllen jedoch damit nicht seine wirklichen Bedürfnisse, wir berücksichtigen nicht die tieferen Ursachen für sein Weinen. Wenn wir unser Baby beruhigen wollen, wollen wir es »ruhig« machen. Wir verbinden Weinen mit »Leiden« und Ruhigsein mit Zufriedenheit. Oft findet aber über das Weinen ein tiefes

Bedürfnis statt, sich mitzuteilen. Vielleicht ist ein Jammern und Schreien notwendig, um im Körper anzukommen. Vielleicht will es uns mitteilen, dass es in seinem Körper gerade furchtbar sticht und piekst und dass ihm dies entsetzliche Angst macht. Und wir stecken ihm einfach einen Schnuller in den Mund. Wir bringen es zum Schweigen, da wir seine Gefühle nicht aushalten.

Wenn wir aufhören, unser Kind beruhigen zu wollen, und es einfach nur trösten und seinen Kummer und seine Schmerzen anerkennen, entsteht wirkliche Anteilnahme an dem, was gerade in ihm vorgeht. Wir zeigen damit ein tiefes Verständnis für sein momentanes Leiden. Wir müssen nicht immer den Grund kennen, warum das Baby weint, wir brauchen nur anzuerkennen, dass es einen Grund gibt.

Als meine Kinder noch klein waren und weinten, gab es Momente, in denen ich mich unendlich hilflos fühlte. Es gab Situationen, da weinte ich einfach mit, das weinende Kind auf dem Arm, liefen mir selbst die Tränen übers Gesicht, es brachte mir Erleichterung und die Einsicht, meinem Baby das Weinen zu erlauben. Ich begann das Weinen als eine Möglichkeit zu sehen, Spannung abzubauen. Es befreite mich von Stress. Ich begann zu akzeptieren, dass es in Ordnung ist, zu weinen.

Schreien scheint nicht nur ein Ausdruck von Schmerz und Hunger zu sein, sondern es stellt auch eine Möglichkeit dar, das innere Gleichgewicht wiederherzustellen.

Untersuchungen haben ergeben, dass Schreien Hormone freisetzt, die Spannung abbauen. Selbstverständlich heißt dies nicht, dass wir unsere Babys einfach schreien lassen, sondern dass wir auf das Baby reagieren, wenn es weint, ohne es sofort beruhigen zu müssen. Hören wir ihm zunächst einmal zu, stehen wir ihm bei, das Schwere zu ertragen. Trösten wir es und widmen wir ihm unsere ganze Aufmerksamkeit. Zwischen Trösten und Beruhigen besteht ein großer Unterschied.

Wenn wir das Schreien unseres Babys zulassen und es dabei nicht alleine lassen, sondern ihm zuhören und es einfühlsam und liebevoll begleiten, wird es die Erfahrung machen, dass seine Gefühle nicht ignoriert werden. Das bedeutet Trösten: Das Baby in seinen schmerzhaften Gefühlen zu begleiten, ohne zu versuchen, es von seinem Kummer abzulenken. Mit der inneren Haltung: Ja, ich sehe, du musst jetzt weinen, das war auch heute ein anstrengender Tag. Anstelle von: Warum weinst du denn schon wieder? Es gibt doch keinen Grund. Du brauchst doch nicht zu weinen.

Wenn wir dem Kind in seiner seelischen Not wirklich zuhören, in seiner Verzweiflung oder Angst, die vielleicht ausgelöst wird durch einen körperlichen Schmerz, den das Kind ja noch nicht mit dem Intellekt erfassen und einordnen kann, erfüllen wir damit seine Bedürfnisse, denn wir geben ihm die Botschaft: »Du bist nicht allein und du bist willkommen, so wie du bist.«

Körperbewusstsein fördern

Wir als Erwachsene und Eltern, Menschen, die mit dem Kind zusammenleben, können die Entwicklung seines Körperbewusstseins fördern, aber wir können diese Entwicklung auch verhindern. Das Kind lernt im Baby- und Kleinkindalter entweder, seinem Körper Aufmerksamkeit zu schenken und seine Bedürfnisse zu erfüllen oder ihn zu ignorieren. Es ist wichtig, dass das Neugeborene ganz in seinem Körper ankommt, dass der Körper zu seinem Zuhause wird. Dass es seinen Körper bewohnt, damit sich das »Ich-Bewusstsein« entwickeln kann.

Für alles, was es hier auf der Erde zu erleben und zu erfahren gibt, brauchen wir unseren Körper. Zeigen Sie Ihrem Baby, wie es sich in seinem Körper wohlfühlen kann, Sie geben ihm damit ein sehr kostbares Geschenk mit auf seinen Lebensweg. Wenn ein anderer Mensch uns liebevoll berührt, geht das bis weit unter die Haut, es stärkt unseren Kontakt zu unserem eigenen Körper. Hier wird bereits der Samen für eine gesunde Persönlichkeitsentwicklung des Kindes gelegt. Die Entwicklung von Selbstwert wird durch respektvolles Berühren, durch Zuwendung, Aufmerksamkeit, Augenkontakt, Sprechen und Singen erheblich gefördert. Als meine Kinder noch klein waren, habe ich mit viel Vergnügen und sehr spielerisch einzelne Körperteile besungen. In diesen improvisierten Liedern habe ich beschrieben, wie sich beispielsweise das Bäuchlein anfühlt und was es vielleicht gerne mag. Möchte es gekitzelt oder sanft berührt, gestreichelt oder geklopft werden, mag es einen Kuss? Will es sich zeigen oder verstecken? Wir haben großen Spaß an diesem Spiel entwickelt.

Meine beiden Mädchen haben vor lauter Vergnügen glucksende Geräusche von sich gegeben und mir den Arm oder den Finger hingestreckt, der noch keine rechte Beachtung in unserem fröhlichen Miteinander bekommen hatte. Oder sie hielten mir einen anderen Teil ihres Körpers hin, der ihrer Meinung nach unbedingt noch einmal besungen werden musste. Sie liebten die Wiederholung.

Jeder Körperteil fand hier seine Beachtung, und es wurde bedacht, was gerade dieser Körperteil besonders gut kann. Wir haben uns singend bei dem Fuß bedankt, dafür, was er Tag für Tag tut, welche Bewegungen er heute schon gemacht oder was er gerade neu dazugelernt hat oder dass er schon gewachsen ist. Die Fantasie kannte keine Grenzen, wenn es um das liebevolle Beschreiben des kleinen Körpers ging. Wir haben viel dabei gelacht, und es hat die Kinder und auch mich ihren Körper auf eine sehr liebevolle, respektvolle Art wahrnehmen lassen, obwohl wir ausgelassen und albern waren. Das ganze Sein eines Kindes wird angesprochen, wenn es mit Einfühlsamkeit berührt wird.

Durch Umarmen, Summen, Wiegen und Kuscheln, durch diese Nähe kommen wir in Kontakt mit unserem Vertrauen, erfahren Eltern wie Kinder die Fülle des Lebendigsein.

Wie verhindern wir, dass sich ein gesundes Körpergefühl bei unserem Kind entwickelt?

Oft handeln wir, ohne dass wir uns der Wirkung unseres Tuns bewusst sind. Wir tun etwas und haben es vielleicht schon tausendmal getan, ohne darüber nachzudenken. Wir handeln auf eine ganz bestimmte Art, weil wir es nicht anders kennen, weil wir es so vielleicht irgendwann einmal von unseren Eltern gelernt, weil wir uns daran gewöhnt, weil wir es noch nie in Frage gestellt haben.

Ich möchte hier zehn wesentliche Punkte aufführen, die die gesunde Entwicklung eines natürlichen Körperbewusstseins hemmen.

- Körperbewusstsein kann sich nicht entwickeln, wenn das Baby niemals die Möglichkeit hat, seinen eigenen Körper zu berühren. Wenn es immer eingepackt ist, es immer Kleidung trägt und es nie über einen mehr oder weniger längeren Zeitraum unbekleidet strampeln kann.
- Wenn seine Bewegungsfreiheit ständig eingeschränkt wird, beispielsweise durch zu langes Sitzen im Autositz, in der Kinderwippe, der Kindertrage oder Ähnlichem, ohne dass ein entsprechender Ausgleich stattfindet.
- Wenn der Körper des Babys ständig unterkühlt ist, sei es, dass es zu dünn gekleidet ist oder die Räume, in denen es sich aufhält, nicht warm genug sind.
- Durch andauernde Überhitzung des kleinen Kinderkörpers, beispielsweise durch zu warme Kleidung: noch eine Wollmütze über die Seidenmütze, ein dickes Jäckchen, Strumpfhose, Wollhose und darüber eine warme Schurwolldecke und dann mit dem Kinderwagen durch ein Kaufhaus! Das Baby ist seinem Schicksal ausgeliefert.
- Wenn es keinen oder nur ganz wenig Hautkontakt zu anderen Menschen bekommt.

- Wenn wir Ekel ausdrücken vor seinen Exkrementen. Wenn das Kind immer wieder spürt, wie unwohl sich der Erwachsene beim Windelwechsel fühlt, wie unangenehm ihm dies ist.
- Wenn das Baby hektisch, schnell und unachtsam berührt wird, ist dies nicht nur unangenehm für das Kind, sondern ihm wird auch vermittelt, dass andere Dinge gerade wichtiger sind. Bewusste und respektvolle Berührung beim alltäglichen Anfassen, beispielsweise beim Wechseln seiner Kleidung oder wenn Sie es in den Kinderwagen legen, kann, obwohl Sie vielleicht gerade wenig Zeit haben, achtsam geschehen. Eine respektvolle Berührung kostet nur einen kurzen Moment.
- Wenn das Baby daran gehindert wird, seinen Körper zu entdecken. Wenn es sich an seinen Genitalien berührt und seine Hand dort schnell weggenommen wird.
- Blicke, Mimik und Stimme beeinflussen die Körperwahrnehmung des Kindes. Ein Seufzen oder Stöhnen beim Wickeln sagt dem Kind auf eine indirekte Art: Andere Dinge sind gerade wichtiger als du. Nach dem Motto: Nun muss ich schon wieder …, dabei hab ich doch heute schon dreimal … Ein entsprechender Blick, ein Verziehen der Mundwinkel haben eine Wirkung auf das Kind. Hier ist zu bedenken, dass Handlungen, die über Wochen, Monate und Jahre wiederholt werden, eine tiefe, persönlichkeitsprägende Wirkung haben.
- Für die Kinder sind die Eltern immer Vorbild. Den Stellenwert, den wir als Eltern in unserem Leben der Kommunikation und Berührung geben, beeinflusst erheblich die Entwicklung von Selbstwert- und Körpergefühl des Kindes.

Das Kind lernt das Leben durch Erleben, Erfahren auf allen Sinnes- und Kommunikationsebenen. Es hört, es fühlt, es schmeckt, es riecht, es sieht. Es nimmt alles tief in sich auf. Ohne zu filtern oder zu bewerten. Ein Kind ist offen, neugierig und interessiert an seiner Umwelt. Alles, was der kleine Mensch jetzt erfährt, wird prägend auf ihn wirken. Alles, was wir leben, was wir verbal und nonverbal ausdrücken, bestimmt die Welt des Kindes.

Unsere tiefe innere Haltung, die wir zum Leben eingenommen haben, drückt unser Körper aus, in Mimik, Stimme, Wortwahl, Körperhaltung und Körperbewegung. Das Kind versteht diese Sprache, da es mit uns auf dieser Ebene kommuniziert.

Kinder brauchen keine perfekten Eltern

Babys bleiben nicht lange Babys. Die Babyphase ist relativ kurz und sehr kostbar. Obwohl sie nur etwa ein Jahr währt, ist dies eine sehr wichtige und prägende Zeit. Hier wird ein Fundament gelegt, eine Basis. Die Erfahrungen, die das Kind in dieser Zeit macht, wirken auf sein zukünftiges Leben. Wie wohl sich das Baby in seiner kurzen Zeit als Baby fühlt und wie gut es ihm geht, hängt auch davon ab, wie tief wir uns auf es einlassen, wie genau wir spüren, was es empfindet, was es braucht. Es hängt auch von der Art und Weise ab, wie wir reagieren und auf seine Bedürfnisse antworten.

Wir brauchen nicht perfekt zu sein, lösen wir uns von dem Anspruch, dass wir alles »richtig« machen müssen, um gute Eltern zu sein. Lösen wir uns sogar von dem Anspruch, »gut« sein zu müssen, dann öffnet uns dies alle Türen zum »Menschsein« in all seinen Facetten und Farben, die dazugehören. Wir werden authentisch, und wenn wir bereit sind, unsere eigenen Gefühle zuzulassen, wahrzunehmen, zu spüren, können wir dies auch unserem Kind erlauben.

Wir öffnen einen engen Raum in uns, wenn wir uns entscheiden, nicht mehr perfekt sein zu müssen. Wir öffnen einen Raum für Toleranz und Verständnis, dies ermöglicht uns, dass wir uns einstimmen können auf unser Kind, vor allem in schwierigen Situationen. Es gibt wohl viele unterschiedliche Vorstellungen von dem Bild einer perfekten Mutter oder eines perfekten Vaters. Wohl so viele Vorstellungen, wie es Mütter und Väter auf dieser Welt gibt.

In meinem Bild der »perfekten Mutter« war die Vorstellung enthalten, dass sie immer die »Contenance« bewahrt, dass sie ihre eigenen Gefühle eher nicht zeigt, dass sie vor allem nicht weint und natürlich niemals wütend sein darf. Deshalb war es für mich sehr schwer auszuhalten, wenn mein Baby weinte. Ich war verzweifelt und versuchte ganz schnell, alles zu tun, damit es aufhörte. Erst als ich mir selbst erlaubte zu weinen, konnte ich es auch meinem Kind erlauben. Das heißt nicht, dass ich es jetzt weinen ließ. Aber es gab kein unausgesprochenes Verbot mehr, ich ließ es einfach zu und das entspannte die gesamte Situation. Ich konnte meinem Kind jetzt viel besser helfen, wenn es weinte. Ich war jetzt wirklich für mein Baby da. Ich erkannte, wenn ich gut für mich selbst sorge, dann sorge ich gleichzeitig auch gut für mein Kind. Eine andere Vorstellung, die ich von (m)einer

»perfekten Mutter« hatte, war nicht so leicht zu enttarnen. Jedoch entdeckte ich, dass »sie« nichts auf die leichte Schulter nehmen durfte, dass es schwer und verantwortungsvoll war, ein Kind zu erziehen und für es zu sorgen. Ich musste mir tief in mir selbst erlauben, dass es auch leicht sein durfte. Ich habe mir dann ein dickes, inneres »Ja« gegeben und gespürt, dass es Spaß machen darf, mit Kindern zu leben. Dieses innere »Ja« hatte eine große Wirkung, ein schwerer Stein, der auf meinem Herzen lag, fiel zu Boden. Es fühlt sich jetzt leicht an. Verantwortung haben darf auch Spaß machen.

Ich bin glücklich, dass ich meine Vorstellungen von der »perfekten Mutter« nicht mehr verwirklichen muss.

Präsent sein – aber wie?

- Atmen Sie selbst ein- bis zweimal tief ein und aus.
- Nehmen Sie Ihre eigenen Gefühle wahr: Wie geht es Ihnen in der momentanen Situation?
- Bewerten Sie Ihre Gefühle nicht.
- Alles darf sein.
- Entspannen Sie jetzt Ihr Gesicht, indem Sie Ihren Wangen- und Kieferbereich wahrnehmen. Prüfen Sie, ob Sie vielleicht die Zähne zusammenbeißen, die Lippen aufeinanderpressen oder die Stirn anspannen, lösen Sie jede Art der Anspannung im Gesicht.
- Nehmen Sie einen Moment Ihre Schultern wahr und lassen Sie Ihre Schultern ganz bewusst nach unten sinken, wiederholen Sie dies gegebenenfalls, indem Sie dabei ausatmen.
- Entspannen Sie jetzt Ihren gesamten Körper.
- Lassen Sie Ihren Atem fließen.
- Distanzieren Sie sich von Ihrem eigenen »inneren Kind« oder von »der Mutter mit den Schuldgefühlen«.
- Gehen Sie in Ihre innere Klarheit.
- Stellen Sie Blickkontakt zu Ihrem Baby her.
- Legen Sie Ihre Hände auf seinen Körper und stellen Sie über den Erdgriff eine weitere Verbindung zu ihm her.
- Zeigen Sie Ihrem Baby über Ihre Augen und Hände, dass Sie ihm gerne zuhören und dass Sie verstehen wollen, was es Ihnen mitteilen will.

- Sprechen Sie zu Ihrem Kind, sagen Sie ihm mit klaren Worten, dass Sie da sind. Fragen Sie es, was es braucht.
- Beobachten Sie die Reaktion Ihres Babys, seine Bewegungen, seine Körpersprache.
- Schauen Sie, wie sein Mund reagiert, und achten Sie auf seine Augen.
- Reagieren Sie darauf.
- Fühlt sich Ihr Baby verstanden?
- Jetzt trösten Sie es, indem Sie ihm etwas vorsingen und es in Ihrem Arm wiegen oder es herumtragen. Lassen Sie Ihr Baby dadurch wieder ins Gleichgewicht kommen.
- Ein Baby, das sich verstanden fühlt, wird Vertrauen entwickeln.

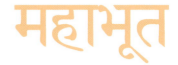

Ayurveda und die Doshas

*Was wir an dem Kinde tun,
das tun wir nicht bloß für den Augenblick,
sondern für das ganze Leben.*
Rudolf Steiner

Die drei Doshas *Vata*, *Pitta* und *Kapha*

»Mahabhuta« bedeutet wörtlich übersetzt »großes Element«, damit sind immer die Fünf Elemente gemeint. Die Elemente, aus denen die Welt entstand.

Aus den Mahabhutas, den Elementen, bilden sich die drei Doshas. Diese drei Kräfte setzen sich jeweils aus zwei Elementen zusammen.

Jeder Mensch hat aus ayurvedischer Sicht eine Geburtskonstitution, die seine individuelle unverwechselbare bioenergetische Dosha-Verteilung darstellt. Diese einzigartige Zusammensetzung zeigt unsere Grundnatur, sie wird im Ayurveda »Prakriti« genannt. Sie prägt uns von Geburt an und beeinflusst unsere persönlichen Eigenschaften und Charakterzüge. Sie begründet unser körperliches Erscheinungsbild, unser Temperament, unsere Vorlieben und Krankheitsneigungen sowie unsere emotionalen Verhaltensweisen. Innerhalb eines jeden Menschen sind immer alle drei Dosha-Veranlagungen vorhanden, während der Empfängnis wird festgelegt, welche Dosha-Kombination dominiert und hiernach seine Individualität bestimmt. Der genetische Rahmen eines jeden Menschen ist einmalig, auch bei Kindern von denselben Eltern. Im Idealfall sollen alle Doshas im Gleichgewicht sein, dies bedeutet, sie sollen zu gleichen Teilen im Organismus wirken. Jedoch nur sehr wenige Menschen erfreuen sich an einer ausgeglichenen *Vata*-, *Pitta*- und *Kapha*-Konstitution.

Diese drei Doshas sorgen für die Gesunderhaltung des Körpers. Sie zeigen über seine physische und psychische Natur, auf welche Weise diese Konstitution am ehesten aus dem Gleichgewicht gerät.

Entsteht ein energetisches Ungleichgewicht, geraten die drei Körperkräfte *Vata*, *Pitta* und *Kapha* aus ihrem Bestimmungsort und verteilen sich in verschiedene, andere Körperbereiche, wo sie sich nicht entfalten können. Darüber hinaus nehmen sie Toxine, also Giftstoffe, mit, die sich dann dort ablagern.

Jeder Organismus ist einem kybernetischen System vergleichbar, das ständig versucht, mit Hilfe seiner komplexen Regelkreise Störfaktoren auszugleichen.

Um ein Beispiel zu nennen: Bei körperlicher Anstrengung heizt sich unser Körper auf. Die Sensoren der Haut registrieren dies und veranlassen unseren Körper, für Abkühlung zu sorgen. Wir beginnen zu schwitzen. Hat sich unser Körper genug abgekühlt, registriert dies unsere Haut und veranlasst den Körper wiederum, das Schwitzen einzustellen.

Wenn die Regulations-Reserven jedoch einmal erschöpft sind, gleitet der Organismus in eine Krankheit ab, es tritt eine Disfunktion ein. Unwohlsein ist meist die erste Folge, wenn das Gleichgewicht der drei Doshas gestört ist. Sämtliche physiologischen Abläufe und psychologischen Vorgänge werden beeinträchtigt und geraten in Disharmonien.

Wenn die Doshas aus der Balance geraten, entstehen über ein Zuviel oder Zuwenig im menschlichen Organismus Krankheiten, so wie in der Natur. (Siehe auch das Kapitel »Die Fünf Elemente und unser Körper«, S. 24 ff., dort habe ich dieses Phänomen genau beschrieben.)

Die Doshas haben konstruktive Qualitäten und wirken immer stärkend auf unseren Organismus. Sobald sie jedoch aus dem Gleichgewicht geraten, wirken sie destruktiv. Deshalb ist es notwendig, immer wieder ein Gleichgewicht zu fördern, um positive Funktionen zu erzeugen.

Vata besteht aus Luft und Äther. *Pitta* besteht aus Wasser und Feuer, *Kapha* aus Erde und Wasser.

Anhand einer Konstitutionstyp-Analyse wird vor einer Massage-Behandlung die Dosha-Dominanz ermittelt. Das heißt, der Therapeut oder der ayurvedische Arzt stellen fest, wie stark jede dieser drei Kräfte ausgeprägt ist. Auf dieser Grundlage wird eine gezielte, individuell auf das Baby abgestimmte Massagebehandlung möglich.

Durch die Behandlung der Ayurvedischen Babymassage können wir ausgleichend auf die Doshas zu wirken.

Alles, was uns umgibt, berührt unseren Organismus und hat damit eine Wirkung auf unser Befinden. Alles, was wir über unsere Sinne erfahren, bewegt unsere Doshas.

Die Sinnesorgane als die wichtigsten Wahrnehmungskanäle unseres gesamten Körpers werden ebenfalls dem Mahabhuta-System zugeordnet: Das Ohr dem Äther, die Haut der Luft, das Auge wird dem Feuer zugeordnet, die Zunge dem Wasser und die Nase der Erde.

- Äther – Hören
- Luft – Fühlen
- Feuer – Sehen
- Wasser – Schmecken
- Erde – Riechen

Wie kommt es zu einem Ungleichgewicht der Doshas beim Baby?

Ein leerer Magen, also Hunger, sowie Blähungen bringen schon ein Ungleichgewicht. Hat das Kind viel erlebt an einem Tag, muss es all die Eindrücke verarbeiten, auch dies kann ein Ungleichgewicht des Doshas *Vata* hervorrufen.

Jede Entwicklungsphase des Babys bringt ein kurzes Ungleichgewicht mit sich. Der Körper bildet beispielsweise in der Zahnentwicklungsphase des Babys vermehrt Wasser, wir erkennen dies am vermehrten Speichelfluss. In der Zahnentwicklungsphase bilden die Doshas *Kapha* und *Pitta* ein Ungleichgewicht. Der Körper bildet viel Wasser und Feuer. Dies zeigt sich nicht nur in der vermehrten Speichelbildung, sondern auch an Durchfällen und Fieberschüben. Wenn *Pitta* und *Kapha* dominieren, sollte eine *Vata*-Vermehrung stattfinden.

Damit Wachstum möglich wird, bedient sich die menschliche Natur an einem Zuviel oder Zuwenig. Erschütterungen in Form eines heftigen Durchrüttelns auf allen Ebenen, die letztlich allen Evolutionsvorgängen zugrundeliegen, finden im Körper des Kindes statt. Diese Entwicklungsphasen, die jeder Mensch im Laufe seines Lebens durchläuft, nennen wir Wachsen. Wachsen geschieht auf einer sehr subtilen, feinstofflichen Ebene sowie auf einer körperlichen, sichtbaren Ebene. Mit jeder körperlichen Entwicklung geht gleichzeitig eine psychische Reife einher.

Wachstum ist ein Prozess und bedeutet nicht nur Größerwerden, sondern auch einmal Kleinwerden, um Platz zu machen. Die Kraft der weichen Beweglichkeit wird benötigt, damit sich Organe ausdehnen können, aber auch, damit die Zähne ihren Platz einnehmen können (dafür muss das Zahnfleisch durchbrochen werden, dies ist ein durchaus aggressiver Vorgang). Genauso sind Ruhephasen vonnöten. Nötig ist zugleich die Härte, damit sich die Knochensubstanz stabil herausbilden kann.

Unendliche Weite wird benötigt, damit sich die Denk- und Geistwelt entfalten kann, sich Toleranz entwickelt und das Herz sich öffnet.

Auch die Enge ist erforderlich, damit sich Geborgenheit, Nähe und Sicherheit entwickeln können. Über die Herausforderungen, die die unterschiedlichen Entwicklungsphasen mit sich bringen, haben wir die Möglichkeit, miteinander zu wachsen. In der Familie, im Elternsein, im Menschsein.

Welcher Konstitutionstyp passt zu meinem Baby?

Ein Kind zu erziehen, bedeutet, es in der Besonderheit seines kindlichen Wesens bedingungslos anzunehmen.

Eine ayurvedische Hebamme erkennt schon während des Geburtsablaufes, mit welchem Temperament dieser kleine, neue Erdenbürger das Licht der Welt erblickt. Der Konstitutionstyp lässt sich unmittelbar nach der Geburt durch die Pulsdiagnose ermitteln, natürlich auch zu jedem späteren Zeitpunkt.

Alle Menschen bestehen aus denselben fünf Materieformen, den Mahabhutas, dem gleichen menschlichen Körperbau, mit der gleichen Anzahl von Knochen, Organen usw. und den gleichen allgemeinen Ernährungsbedürfnissen. Und doch ist jeder Mensch in hohem Maße individuell und besitzt seine ganz eigene Konstitution. Die Grundkonstitution eines jeden Menschen wird zum Zeitpunkt der Empfängnis festgelegt. Obwohl die Anlagen schon bei der Geburt bestimmt sind, werden alle Eigenschaften im Laufe der Zeit erst deutlich sichtbar.

In den verschiedenen Entwicklungsphasen des Kindes können *Kapha*, *Pitta* und *Vata* durchaus unterschiedlich dominieren, ohne dass sich dabei die Grundnatur des Kindes ändert.

Den Konstitutionstyp Ihres Kindes erkennen Sie, indem Sie verschiedene Faktoren beachten. Einige wesentliche Merkmale, die sich im Laufe seines Lebens nicht mehr verändern, können Ihre Diagnose unterstützen.

- Die Struktur des Körperbaus,
- die Form der Gelenke,
- die Farbe und Beschaffenheit der Haare und der Haut,
- Stimme, später Ausdruck der Sprache,
- das Gewicht (seinem Alter entsprechend),
- Temperament,
- Appetit,
- Entwicklung,
- Augenfarbe,
- sein Blick in die Welt,

- Form der Lippen,
- Schlaf,
- Puls.

Nach den gleichen Kriterien können Sie auch Ihre eigene Dosha-Dominanz erkennen, Sie kann eine andere sein als die Ihres Babys.

Wenn in einem Menschen zwei Doshas vorherrschen, nennt man dies Mischkonstitution. Oft sind Menschen nicht eindeutig einem Dosha zuzuordnen, sie verfügen beispielsweise über eine *Vata/Pitta-* oder *Vata/Kapha-* oder *Pitta/Kapha-*Konstitution.

Die altindischen Philosophen hielten Sonne, Mond und Wind für die drei wichtigsten und ursprünglichsten Kräfte, die die Welt beeinflussen und regieren. Die Ärzte des Ayurveda sind sich ebenfalls darüber einig, dass *Vata*, *Pitta* und *Kapha* in ihren Wirkungen dem Wind, der Sonne und dem Mond ähnlich sind.

Vata: Die Luft

Vergleichbar dem Wind, der die Bewegung der Wolken am Himmel beherrscht, bestimmt Vata *(Vayu)* alle Bewegungen im und außerhalb des Körpers. Innerhalb des Körpers die Bewegungen der einzelnen Organe: Zusammenziehen, Ausdehnen, Aufwärts- und Abwärtsbewegungen sowie andere allgemeine Bewegungen. Ein- und Ausatmung, Blutkreislauf, Verdauung usw.

Außerhalb des Körpers: Öffnen und Schließen der Augenlider, Gähnen usw.

Vata sorgt dafür, dass der Geist, die Sinne, das Herz und der Verstand im Einklang miteinander arbeiten.

Wie erkennen Sie ein *Vata*-Baby?

Der Körperbau
Der Körperbau ist eher feingliedrig und zierlich, dadurch wirkt das Kind in seiner ganzen Erscheinung sehr zart.

Form der Gelenke
Klein, feingliedrig, locker, knackend.

Haare und Haut
Das *Vayu*-Baby tendiert zu leicht bräunlicher Haut, sie ist trocken, rissig, kühl, bräunt schnell. Es hat feines, dünnes, spärliches Haar.

Stimme
Seine Stimme bewegt sich mehr in den oberen Oktaven, sie ist hell und leise.

Gewicht
An Körpergewicht nimmt es eher langsam zu.

Temperament
Es lernt schnell. Es ist zurückhaltend, sensibel, heiter, anpassungsfähig, manchmal etwas ängstlich. Es bewegt sich fast ständig. *Vata*-Kinder sind meist sehr künstlerisch veranlagt.

Appetit
Es ist ein kleiner Feinschmecker und sehr wählerisch. Es isst mal viel und mal wenig.

Entwicklung
Die motorische Entwicklung geht schnell voran, es zahnt früh und es kann schon früh sprechen.

Augen
Feine Augenbrauen, eher dunkle Augen, olivgrün oder braun, dunkles Grau.

Wie ist sein Blick in die Welt?
Wenn Sie einem *Vayu*-Baby in die Augen schauen, dann erkennen Sie seine Abenteuerlust und sein göttliches Urvertrauen.

Lippen
Schmal und trocken.

Schlaf
Der Schlaf ist leicht und unruhig. Es braucht nur wenig Schlaf.

Puls
Gut fühlbar und hüpfend wie ein Frosch.

Pitta: Die Sonne

Der Sonne vergleichbar sorgt die *Pitta*-Kraft für strahlendes Aussehen und Schönheit und für eine gesunde Haut. Die Eigenschaft von Feuer überwiegt. Hier wird das Feuer des Herzens, Flexibilität, Ausstrahlung, Frohsinn und Mut als *Pitta*-Kraft bezeichnet.

Sie unterstützt die Normalfunktion von Verstand und Gedächtnis. Wünsche und Sehnsüchte werden durch diese Kraft erfüllt.

Wie erkennen Sie ein *Pitta*-Baby?

Der Körperbau
Ein *Pitta*-Baby ist oft ein muskulöses Persönchen, gut proportioniert, es hat keinen auffällig starken oder zarten Knochenbau.

Form der Gelenke
Mittelgroß, weich.

Haare und Haut
Das *Pitta*-Baby hat eine gut durchblutete, rosige Haut, es hat ein sehr gesundes Aussehen und oft rote Wangen. Leicht sichtbare Blutgefäße. Im Babyalter sind die Haare eher fein und weich.

Stimme
Seine Stimme ist kräftig, es kann laut und durchdringend schreien. Die Stimme ist klar und überzeugend.

Gewicht
Nimmt leicht ab und zu, eher muskulös.

Temperament
Es zeigt schon früh Neigung und Abneigung. Es möchte gerne schon von Anfang an alles selbst machen. Es kann rasch ungeduldig oder zornig werden.

Appetit
Es hat einen gesunden Appetit und es isst gerne und viel.

Entwicklung
Es lernt gut und ist sehr neugierig und interessiert an seiner Umwelt.

Augen
Mittelgroße Augen, feine Wimpern, neigt zu rötlichen Augen.

Wie ist sein Blick in die Welt?
Wenn Sie einem *Pitta*-Baby in die Augen schauen, erkennen Sie sein großes Interesse und seine Neugier an der Welt. Es hat einen durchdringenden Blick.

Lippen
Mitteldick, weich, rot.

Schlaf
Es schläft gut und hat schnell regelmäßige Schlafgewohnheiten.

Puls
Er fühlt sich drahtig an und bewegt sich wie eine Schlange.

Kapha: Der Mond

Die dem Mond zugeordnete *Kapha*-Kraft bewahrt das Herz durch seine abkühlende Wirkung vor übermäßiger Hitze. Er verleiht dem Herzen besondere Kraft. Nach den altindischen Texten sind die Haupteigenschaften Stärke, Nachsicht und Geduld.

Wie erkennen Sie ein *Kapha*-Baby?

Der Körperbau
Ein *Kapha*-Baby können Sie meist an einem starken Knochenbau erkennen.

Form der Gelenke
Groß, stabil, fest.

Haare und Haut
Es hat einen kräftigen Haarschopf, und seine Haut ist fest und eher hell.

Stimme
Der Klang seiner Stimme bewegt sich meist in den mittleren bis unteren Oktaven. Es hat eine angenehme und wohlklingende Stimme.

Gewicht
Nimmt schnell und gut zu, Knochen und Gefäße sind nicht sichtbar. Runde und zufriedene Babys.

Temperament
Wenn das Baby zu weinen beginnt, kann es eine Neigung zeigen, sich einzuweinen. An anderen Tagen lässt es sich wieder sehr leicht beruhigen.
    Es spielt lange mit demselben Spielzeug und ist meist gut gelaunt. Außerdem schläft es gerne und viel. *Kapha*-Kinder sind gelassen und eher zurückhaltend.

Appetit
Beim Stillen schläft es oft wohlig ein. Ein *Kapha*-Baby liebt das Essen und ist ein Genießer.

Entwicklung
Es lernt spät sprechen und lässt sich mit allem Zeit.

Augenfarbe
Es hat meist große, helle und sinnliche Augen. Oft hat es buschige und dicke Augenbrauen und Wimpern.

Wie ist sein Blick in die Welt?
Wenn Sie einem *Kapha*-Baby in die Augen schauen, dann erkennen Sie seine Offenheit, seine tiefe Gelassenheit und sein tiefes Vertrauen.

Lippen
Dick, groß und ölig.

Schlaf
Es schläft viel und tief, *Kapha*-Kinder können schon als Babys kleine Langschläfer sein.

Puls
Er fühlt sich breit und langsam an und bewegt sich wie ein Schwan auf dem Wasser.

Massage für *Vata*-, *Pitta*- und *Kapha*-Babys

Wenn Sie bei der Massage auf die Veranlagung Ihres Babys eingehen möchten, können Massagegriffe und Öle unterstützend wirken.

Massage für *Vata*-Babys

Sie lieben sanfte und entspannende Massagegriffe. Da die *Vata*-Babys selbst ständig in Bewegung sind und zur Unruhe neigen, sind sanfte Erdgriffe ideal. Um *Vata* auszugleichen, stärken Sie *Kapha* und *Pitta*. Kombinieren Sie Erd- und Feuergriffe miteinander, so bringen Sie neben den beruhigenden Massagegriffen einen wärmenden Effekt hinzu.

Sesamöl, gemischt mit einem winzigen Tröpfchen Lavendelöl, unterstützt die Massagegriffe, die dem Element Feuer zugeordnet werden, bei dem Wärmeeffekt. Besonders zu empfehlen ist Rosenöl aufgrund seiner stärkenden Wirkung für zarte *Vata*-Babys. Singen oder summen Sie bei der Massage.

Massage für *Pitta*-Babys

Um das feurige Temperament ein wenig zu beruhigen, empfehle ich ein wenig Kokosnussöl in ein Basisöl zu mischen. Sehr gut geeignet ist auch Calendula- oder Weizenkeimöl, da beide Öle ausgleichende und sanft entzündungshemmende Wirkungen haben. Alle Massagegriffe, die dem Element Wasser zugehören, tun dem neugierigen, kleinen, temperamentvollen Baby gut, da die Ausstreichgriffe eine kühlende, beruhigende Wirkung haben. Das Wasser kontrolliert die Feuerenergie. Summen Sie während der Massage eine Melodie, die Sie ganz besonders lieben, so kann sich Ihr Baby wunderbar entspannen.

Massage für *Kapha*-Babys

Kapha-Babys dürfen auch einmal eine anregende Massage bekommen, da sie selbst recht gelassen und langsam sind. Massagegriffe, die dem Element Feuer zugeordnet sind, eignen sich ganz besonders gut. Leicht reibende, belebende Massagegriffe mag der kleine, eher kräftige Körper gerne. Ausstreichende Wassergriffe beleben und machen wach. Luftgriffe bringen ein spielerisches Element in die Massage, Pusten und Streicheln wecken die Lebensfreude nicht nur beim Baby. Das Feuer wird nun richtig entfacht mit Windgriffen aus dem Element Luft. Nehmen Sie ein Seidentuch und fächern Sie spielerisch Ihrem Baby Luft zu. Die Atmung wird so während der spielerischen Griffe vertieft. Arnikaöl unterstützt die Wirkung der Massagegriffe, da Arnika eine anregende, belebende Wirkung hat.

Zur Begleitung der Massage singen Sie Ihrem Baby ein lustiges, fröhliches Lied vor.

Nachwort

»Mami, vergiss nicht, in deinem Buch zu sagen, dass die Massage auch größeren Kindern gut tut«, sagte meine zehnjährige Tochter Jaimie an einem Sonntagmorgen, nachdem ich sie massiert hatte. Und so will ich nicht versäumen, Sie darauf aufmerksam zu machen, dass wir natürlich nicht aufhören, das Kind zu massieren, nur weil es kein Baby mehr ist. Aus der Babymassage entwickelt sich die Kindermassage.

Da sich die Körperproportionen des Kindes aufgrund seiner Entwicklung nach und nach verändern, sollten sich die Massagegriffe dieser Veränderung anpassen.

Das Kind beginnt sich zu strecken, die rundlichen Formen bekommen eine Kontur. Gelenke und Muskeln werden sichtbar. Der Hals wächst etwas in die Länge. Am Rücken treten die Schulterblätter hervor. Die Willenskräfte entwickeln sich, die Bewegungen des Körpers und der Gesichtsausdruck spiegeln wider, wenn das Kind durch die unterschiedlichen Entwicklungsphasen grundlegende Veränderungen durchläuft. Neigungen werden geprägt und Gewohnheiten entwickelt.

Das Kind lernt in den ersten Lebensjahren durch Nachahmung und macht erste eigene Erfahrungen, später erwacht sein Verstand und intellektuelles Lernen wird möglich. Es erwirbt mit der Zeit die Fähigkeit, sich zu konzentrieren. Der Zahnwechsel beginnt, und mit ihm erwachen neue Kräfte. Der physische Körper spiegelt die geistige und seelische Entwicklung des Kindes wider.

Helfen Sie Ihrem Kind in jedem Lebensabschnitt, sich selbst zu spüren. Die ayurvedische Massage nährt alle Sinne des Kindes. Darüber hinaus werden auch die Sinne des Massierenden angesprochen. Im Laufe der Zeit und aufgrund von Erfahrung mit der Wirkung einzelner Massagegriffe kann eine individuelle Massage entstehen. Die Massage wird dem jeweiligen Entwicklungsstadium des Kindes angepasst. Das Kind wird seine Wünsche ausdrücken, sodass Vorlieben und individuelle Bedürfnisse deutlich werden.

Die Einbeziehung der Marma-Punkte ist eine wesentliche Komponente in der Ayurvedischen Baby- und Kindermassage. Die Wirkung findet auf vielschichtige Weise statt. Die unterschiedlichen Wirkungsebenen umfassen sowohl körperliche wie feinstoffliche Strukturen.

Massieren Sie gerade in schwierigen Entwicklungsphasen, Sie stärken die Psyche und das Nervensystem mit jeder Entspannungsmassage. Benutzen Sie viel Öl und sanfte, wohltuende Düfte, massieren Sie mit sanftem Druck und vielen Ausstreichungen, die dem Element Wasser zugeordnet sind.

Im Krabbel- und im Kleinkindalter, in der Trotzphase und in der Kindergartenzeit können über die ayurvedische Massage wichtige Grundlagen für eine gesunde körperliche und psychische Entwicklung des Kindes erworben werden. Die Gesunderhaltung erfolgt dadurch, dass wir Tag für Tag Harmonie und Gleichgewicht im menschlichen Organismus herstellen. Schulische Ängste, Leistungsdruck, Überforderung können auf diese Weise harmonisiert und immer wieder abgebaut werden. Die präventiv angewandte ayurvedische Massage tonisiert alle Organe, sie stärkt das Zentralnervensystem und das äußere Abwehrsystem des Körpers, sodass Muskelverspannungen, beispielsweise vom Tragen des Schulranzens, schnell eine tiefgehende Lockerung des gesamten Muskel- und Knochensystems erfahren und es nicht erst zu Langzeitschäden und chronischen Erkrankungen kommt. Sobald wir spüren, dass die gesundheitliche Verfassung unseres Kindes aus dem Gleichgewicht gerät, lässt sich dieses mit der ayurvedischen Massage ganz leicht wieder herstellen. Je mehr unser Kind aber seine Mitte verliert, desto schwieriger und anstrengender wird es, sein Gleichgewicht wieder herzustellen und damit Gesundheit zurückzuerlangen.

Nach meiner persönlichen Erfahrung sind unsere Hände die beste Medizin für unsere Kinder. Das Auflegen der Hände, verbunden mit großer Achtsamkeit, einem liebevollen Gedanken, benötigt keine spezielle Massagetechnik. Dies ist die stärkste und direkteste Heilkraft, die wir unseren Kindern geben können.

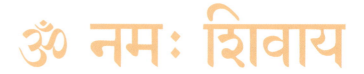

Danksagung

Große und kleine Lehrmeister waren notwendig, damit das vorliegende Buch über die Ayurvedische Babymassage entstehen konnte. Oft war hier die Rede von einfühlsamen Händen. Auch mich haben viele einfühlsame Hände dabei unterstützt, damit aus meinem Manuskript ein Buch entstehen konnte. An dieser Stelle möchte ich mich bei all meinen Lehrmeistern und den helfenden und einfühlsamen Händen bedanken, die dazu beitrugen, dass Sie jetzt dieses Buch in Ihren Händen halten können.

Zunächst möchte ich all meinen Kursteilnehmern und Kursteilnehmerinnen und ihren Babys danken, die im Laufe der Jahre meine Kurse besucht haben und die dadurch meine wichtigsten Lehrmeister geworden sind.

Ganz besonders möchte ich der entzückenden kleinen Eva – sie ist das Baby auf den Fotos – und ihrer Mutter Tamara für das große Vertrauen, das sie mir geschenkt haben, danken.

Von ganzem Herzen danke ich auch meinen Töchtern Lina und Jaimie Maria, die nicht nur meine Lehrmeister waren, sondern die die Entstehung dieses Buches liebevoll begleitet und viel Verständnis dafür aufgebracht haben, dass ich oft am Computer saß.

Ich danke Vera Kuntzmann für das Erstellen der Probefotos.

Erik Tolman aus der Schweiz danke ich für die Erlaubnis, seine Fotografie der vedischen Feuerstelle verwenden zu dürfen.

Meriem Diouani danke ich für ihre Empathie, die das Kürzen des Manuskripts möglich gemacht hat.

Marianne Enzensberger danke ich für das Korrekturlesen sowie Gerit Lahaye und Reinhard Bitter.

Ich bedanke mich bei Herrn Dr. Singla, der mir als ayurvedischer Arzt mit seinem großen Wissensschatz zur Seite stand.

Karola Dänner, meiner Mutter, danke ich von ganzem Herzen für ihre große Hilfe, indem sie mir wichtige Arbeiten abnahm.

Ein großes Dankeschön gilt Silke Uhlemann für das hervorragende Lektorat des Manuskripts sowie meiner Lektorin Ulrike Reverey im Kösel-Verlag, die sich sehr für die Publikation meines Buches eingesetzt hat. Ich danke ihr viele Male für ihre wunderbare, optimistische und lebensbejahende Art, die Dinge anzugehen.

Den größten Dank hat Max, mein Mann, verdient. Ohne ihn wäre dieses Buch nicht in dieser Form entstanden, ich danke ihm für das Entwerfen der gesamten Illustrationen und für seine Geduld. Ich danke ihm für das einfühlsame Erstellen der Fotos und für seine wertvollen Ratschläge.

Sri Durgamayi Ma, meiner großen Lehrerin, lege ich dieses Buch zu Füßen, denn es gibt keine Worte, die meinen Dank für ihr unendliches Bemühen, mir die Lehre der wahren Natur des Menschen zu offenbaren, beschreiben können.

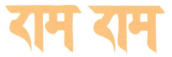

Über die Autorin

Yvonne Jansen-Schulze, geb. 1958, ist erfahrene Yogalehrerin (BDY) und Expertin für Ayurvedische Baby- und Kindermassage. Sie wurde außerdem ausgebildet in verschiedenen Bereichen der humanistischen Psychologie, u. a. in der Biodynamischen Lehre von Gerda Boyesen und in Gesprächstherapie nach Carl R. Rogers sowie in Kommunikation und Gruppenleitung.

Während eines längeren Indienaufenthaltes vertiefte sie ihr Verständnis der Ayurvedischen Gesundheitslehre. Als sie während ihrer Yogalehrer-Ausbildung schwanger wurde, prägte dies ihre spätere Arbeit als Yogalehrerin, indem sie sich auf Yoga für Schwangere und später dann auf Ayurvedische Massage spezialisierte.

Ihr eigener Lebensweg führte sie immer wieder zu Auseinandersetzungen mit den Übergängen von Geburt und Tod. Jenseits von Kultur, Religion und Sprache erfährt sie in ihrer Arbeit mit Müttern und Babys eine tiefe Bestätigung dessen, dass es etwas gibt, das uns alle tief miteinander verbindet und in einem respektvollen, toleranten und authentischen Austausch zwischen uns erwachen kann.

Ihre Erfahrung und ihr Wissen lässt sie auch in ihr Engagement für Ayurveda mit einfließen: Durch die Einbeziehung der Fünf Elemente in die Babymassage entstand so mit der Zeit eine neue Methode, welche die intuitive und umfassende Herangehensweise des Ayurveda mit der westlichen Heil-Physiotherapie verbindet.

Seit 1998 leitet sie Kurse in Ayurvedischer Baby- und Kindermassage im Kölner Geburtshaus und hält Vorträge. Darüber hinaus ist sie seit 2005 in der Kursleiter-Ausbildung für Ayurvedische Baby- und Kindermassage nach ihrem eigenen, ganzheitlichen Konzept tätig. Ihre Seminare finden statt in Deutschland, Österreich und der Schweiz.

Yvonne Jansen-Schulze lebt mit ihrem Mann und ihren zwei Töchtern in der Nähe von Köln.

> Wenn Sie sich für Vorträge, Kurse oder Ausbildungen interessieren, nehmen Sie bitte Kontakt auf mit:
>
> **Yvonne Jansen-Schulze**
> **E-Mail:** info@ayurvedische-babymassage.de
>
> Ausführlichere Informationen finden Sie auch auf ihrer Website:
> **www.Ayurvedische-Babymassage.de**

Leben mit Kindern

Damit's dem Baby gut geht

Frédérick Leboyer
SANFTE HÄNDE
Die traditionelle Kunst der indischen Baby-Massage
144 Seiten, Klappenbr., mit zahlr. Fotos
ISBN 978-3-466-34411-6

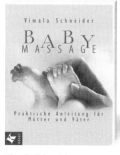

Vimala Schneider
BABYMASSAGE
Praktische Anleitung für Mütter und Väter
208 Seiten, kartoniert, mit zahlr. Fotos
ISBN 978-3-466-34452-9

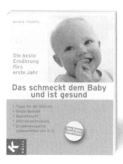

Nicole Theofel
DAS SCHMECKT DEM BABY UND IST GESUND
Die beste Ernährung fürs erste Jahr
160 Seiten, Klappenbr., mit Farbfotos
ISBN 978-3-466-34490-1

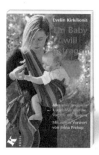

Evelin Kirkilionis
EIN BABY WILL GETRAGEN SEIN
Alles über geeignete Tragehilfen und die Vorteile des Tragens
170 Seiten, kartoniert
ISBN 978-3-466-34408-6

SACHBÜCHER UND RATGEBER
kompetent & lebendig.

www.koesel.de
Kösel-Verlag München, info@koesel.de